セリ
ri Saki

絆の病

境界性パーソナリティ障害の克服

ポプラ新書
086

絆の病／目次

第1章　心の病に気づくまで　13

る（二〇一二〜二〇一三）／自分をほめる（二〇一三〜現在）／自分の感情を人に開く（二〇一三〜現在）／世界とつながる（二〇一三〜現在）／認知のノート（二〇一三〜二〇一四）／自分の人生と向き合う（二〇一四〜二〇一五）／自分の取り扱い説明書を作る（二〇一四〜現在）

はじめに　希望の扉が開き始めた――岡田尊司

「自分が嫌い」「生まれてこなければよかった」「死んでいなくなりたい」と、大切なはずの自分さえも愛することができず、消し去りたいとさえ願う人が、若い人を中心に増えています。彼らは、そうした自己否定や空虚感を紛らわすために、リストカットのような自分を傷つける行為を止められなかったり、ドラッグやアルコール、過食やセックスに依存したり、援助交際や万引き、非行に走ることもしばしばです。

こうした状態の中核に位置するのが、境界性パーソナリティ障害です。気分や対人関係が激しく変動し、また自殺しようとする行為を繰り返すこともあり、周囲は、一体何が起きているのか理解できないまま、振り回されることになります。

しかし、そうした状態になるまでは、頑張り屋さんで、よく気がつき、明るくふるまっていたということが多く、出会ったときの印象も素敵で、本人が心の奥に抱えている問題には、まったく気づかないということも多いのです。しかし、親しくなって、打ちとけてくるにつれ、別の顔を表し始めます。その人が背後に背負っている影が、うごめき始めるのです。

それは、過去に傷ついた負の部分であり、救いを求めようとしてしがみついてきたり、信じられずに激しく攻撃してきたり、苦しみのあまり絶望して、いなくなろうとするのです。

境界性パーソナリティ障害は、精神病やうつ病よりも、はるかに治療が困難で、専門家であるはずの精神科医さえも、「性格なので治らない」と、さじを投げ、かかわることを長年避けてきたというのが実情でした。改善する有効な手立てをもたないだけでなく、その前提となる信頼関係を築くことさえもが難しかったからです。その結果、まともな手当ても受けられないまま、大多数のケースが放置に近い状態に置かれてきたのです。

統合失調症のような難しい精神疾患でも、今では薬物療法の進歩により、七割八割の人が寛解にまで至ります。うつ病や不安障害であれば、もっと高い率で治すことができるでしょう。しかし、境界性パーソナリティ障害となると、その割合はずっと低くなり、治療自体が中断してしまうことも多い状況です。多大なエネルギーと時間を費やしても、良くなるどころか、治療者との関係が悪化して終わることも少なくありませんでした。労多くして益少なしとみなした精神科医たちは、一部の奇特な人を除いて、手を出さなくなったのです。

しかし、その一方で、この障害に取り組んだ治療者たちもいました。それに、彼らに向き合ったのは、治療者だけではありませんでした。医者が見捨てようと、彼らを決して見捨てず、支え続けた人たちもいたのです。それは、彼らを愛した人たちでした。医者が治らないと宣告しようと、彼らはかかわり続けたのです。そして、そこから奇跡が生まれていったのです。医者にも治せなかった障害が改善し、すっかり良くなるケースさえ出てきたのです。それは、まさに犠牲を厭わない献身がもたらしたものでした。

治療者の努力にしろ、家族や身近な人の努力にしろ、回復するケースが積み重ねられ、「治らない」とされてきたこの障害が、決して回復困難な「異常性格」などではなく、いくつかの不幸な原因が重なることによって起きた「心のトラブル」であり、回復させるチャンスがあることが、しだいにわかってきました。人一倍気を遣い、頑張り屋だった人が、なぜ別人のように不安定で、攻撃的で、自己破滅的になってしまうのか、その謎が解けてくるにつれ、改善への道筋も、はっきりと見えてきたのです。

そして、実際に、この障害を克服して、新たな可能性を手にする人たちも増えてきています。作家やウェブデザイナーとして活躍する咲セリさんは、まさにそうした一人です。彼女が勇気をもって、自らのすさまじい闘病の日々を公の場で語り、回復するための心構えや工夫について、当事者として提言することで、後に続く人々に希望と勇気を与えてくれています。

自分さえも愛することができず、自らを損ない続けた咲さんが、いかにしてその闇から抜け出すことができたのか。それを知ることは、境界性パーソナリティ障害だけでなく、自己否定や親から愛されなかったという思いに苦しむ人が、どうすれば絶望の闇から抜け出すことができるのかを知る大きなヒントになることと思います。

第1章

心の病に気づくまで

父の怒りから、母を守りたかった

岡田　幼稚園の頃の咲さんって、どんな感じでしたか？

咲　実は、その頃の記憶って、ほとんどないんです。ちゃんと生活していたはずなのに、すっかり消しゴムで消したみたいになっていて。幼稚園のときのことも、小学校時代も、思い出せたのが二〇過ぎてからのことで。生きづらくて、自分の問題を整理したい気持ちもあって、文章を書いたりしているうちに、あこういうつらいことがあったんだなと。後から少しずつパズルのピースがはまっていくような感じでした。当時のことで、いま思い出せるのは、つねに家のなかははりつめた状態だったなあと。いつも緊張していて、天災がいつ起こるかわからないような場所で生きているような。

岡田　もう少し具体的に教えてもらってもいいですか？

咲　父が怒るんですね、何かにつけて。学校の成績についてもとても厳しかった。たとえば九九点をとったときに、ほめてもらえるかなあって、父のところに駆けつけますよね。すると、「なんで百点じゃないんだ」って怒られる。すごく怒られるんです。で、ほめてもらいたいから、がんばって百点をとったときにまた行くと、「百点なんて当たり前だ」って、また怒られる。そんなことの繰り返しでした。父が怒ると母は泣いて……。母の涙がすごくつらかったです。私だけはお母さんの味方、どんなことがあっても私はお母さんを守らなくてはいけないって、小学生時代とか、中学くらいまでは思っていた気がします。

岡田　お母さんを守る……。咲さんにとっても、お母さんにとっても、過酷な状況だったんですね。その頃、何か楽しかった思い出は？

咲　それ、ときどき聞かれるんですけど。ほんとにないんですよね。たとえばふつうは家族旅行って、楽しい思い出ですよね。でもうちの場合は逆でした。楽しいはずの旅行でも、私や母が何か父の気に障ることをしてしまって、また父が烈火のごとく怒って……というような記憶しか残っていないんです。

岡田　お母さんはどうでしたか？　咲さんが生まれたときのことや、その前後のことでお母さんから何か聞かれていることはありますか。

咲　母は、とにかく私が生まれたことがうれしかったようです。はじめて自分がすべてを賭けて愛せる存在に出会えたって。ただ、私が夜泣きとかをすると、父が怒るので、泣きながら私をおぶって夜の街を歩いたりしたこともあったみたいで。父はすごく厳しい人だったんですけど、母は反面、私をすごく甘やかしていたのかもしれません。

岡田　学校はどうでしたか？

咲　ああ。そうですね。たぶん、学校は楽しかったんだと思います。家でどんなにつらくても、学校に行ったら友だちもいるし、先生にもかわいがられていたと思うし。そこでバランスをとっていたっていうのが、ひとつと……。

弟が生まれて

咲　あと、一〇歳のときに弟が生まれたんです。弟のことは父もものすごく愛して。私は嫉妬する部分もあったんですが、それもできない気持ちでした。だって弟はほんとうにかわいかったから。愛されるのはあたりまえだなって。でも、弟は私にもなついてくれて……「お姉ちゃんあれして」とか、「お姉ちゃんすごい」とかっていってくれるので、そこではじめて、自分もちょっと価値があるのかなって思えるようになりました。

岡田　よく面倒をみたりとか？

咲　はい。すごくみました。ただそれも、逆効果になることも多くて。たとえば、私が弟の食事マナーを軽い気持ちで注意したりすると、その瞬間、父がまた怒り出して……。「お前にそんなことをいう資格はない」「失敗作のくせに」って怒鳴られて。ああ、ほんとに私はこの家にいらない人間なんだなあって……。

岡田　その、「失敗作」っていうのは、お父さんはよくそういう言いかたを？

咲　そうですね。「失敗作」とか、「できそこない」とか。

岡田　それは、咲さんのどういうところを？

咲　やることなすことみたいですね。なんだろう、たとえばちょっと私がお箸のもちかたがおかしかったら、「クズ」っていう感じでいわれてしまって。あと、父は少し潔癖《けっぺき》なところがあって、父の食べていたお皿に箸をつけると、「汚いから、もう食えん」と突っ返されました。何もしていないときでも怒られました。だから、何が原因で怒られているのか、わからなかったですね。

岡田　お父さんが咲さんをかわいがらなかった、かわいく思えなかったということは、何か原因があったんだと思うんですけど、それは咲さんの側というよりも、お父さんの側にね。それはどう思いますか？

咲　私が、男の子じゃなかったから、かもしれませんね。

岡田　お父さんは男の子を強く望んでいた？

咲　父のきょうだいが全員女性なんです。中でも、父は妹さんのことがきらいで。父が生まれてすぐに妹さんができて、おばあちゃんが妹さんばかりかまっていたそうなんです。その妹さんと私が似ていると、ことあるごとに繰り返していたらしくて……。あと、私は子どもの頃、ほんとうに体が弱くて、母が私のことをすごくかまうようになってしまったことも、あるかもしれません。

生きづらさを抱えていた父

咲　父も生きづらさを抱えている人だといまでは思うので、もしかしたら、父はまだ自分自身がもっと愛されたいとか、自分のものでいてほしかったっていうのもあるのかなあ。

岡田　まだご自分の未熟な自己愛が克服できてないまま親になってしまって、父親になっても、子どもを愛するというよりも、むしろ、奥さんを子どもさんにとられちゃったみたいな感じですかね。子どもが生まれるまでは自分だけをみてくれていたのに、奥さんの愛情がすっかり子どものほうにいっちゃって……、そういうところがあったのかな。

咲　ええ、もしかしたら。私が父になつかなかったというのもあるかもしれませんが……。

岡田　お父さんはワンマンというか、自分が中心じゃないと面白くないタイプですか？

咲　そうですね。けっこう支配的というか。母から聞いた話なんですが、つきあっている頃から、父は自分のいうことを聞かないとだめだし、連絡をしたときに、すぐに連絡がとれない状態だと怒ってしまう、とか。

岡田　ご両親はおいくつとおいくつのときに結婚されましたか？

咲　二四と二五とかだったと思います。私を産んだのは二五と二六で。

岡田　まだお若いですね。それくらいだとまだ自分が愛情を独占したいみたいな、いちばん大きな子どもみたいな感じかもしれませんね。

咲　父も、家庭環境がよくなくって、父の父がアルコール依存症で暴れたりと、つらい思いをしてきたそうなんですよ。なのでおそらく、何か抱えていて、それが昇華できなかったのかなあとか。

岡田　そうすると、お母さんはお父さんに向けられない思いを、咲さんにかけたのかな。それとも、お母さんにもあんまりかわいがられなかった？

咲　母はたぶん、かわいがってくれたと思います。ただ、私の記憶のなかで、いちばんにあるのは、父が怒ったときに、母は守ってくれないっていうことだったんです。そこで見放されている、この人は味方じゃないって、すごく感じてしまったんですね。ふだんはたぶん、かわいがってくれたし、ふつうに公園につれて行ってくれたり、喫茶店に行って甘いもの食べたり、とか。

岡田　でも、お父さんが怒り出すと、もう、守ってくれない。
咲　はい。
岡田　お父さんの怒りをなだめるほうにまわって……。
咲　はい。そうですね。もう、なんか悲鳴みたいに「ごめんなさい、ごめんなさい」って。私自身、父がこわかったというのもありますが、母の怯えが伝染してしまった部分もありました。

「ひょうきんな子」を演じる

岡田　お父さんのお母さんは、どんな感じのかただったんですか？
咲　祖母は、私の知っている限りでは、わりと明るい人ですね。ただうちの母とはなかなかうまくいかなかったみたいで。母も、人づきあいがほんとうに下手なんですよね。人の気持ちをすごく気にして、おろおろしたりするんですが、でも、たとえば、義理のお姉さんからドレスをプレゼントされたときに、「これは私の趣味じゃありません」っていって返したり、とか。なかなか難しい人かな。
岡田　あんまり悪気はないんだけど、人の気持ちをちょっと……。
咲　さかなでしてしまったり。
岡田　そういうところがあるんですね。表情とかは豊かな感じですか？
咲　母ですか？
岡田　はい。
咲　ああ……。どうだろう。いまは離婚してやりたいことをやって、表情も豊かになってきたと思うんですけど、子どもの頃は泣いている顔しか思い出せないんですね。
岡田　そうですか。じゃあ、まだお母さんも若くて、あまり世慣れてなくて、けっこう内向きな感じのところがあったんですかね。
咲　そうですね。それから、とにかく父を怒らせないように嘘をつくんですよね。きょうは友だちの家に私を連れていった。それをふつうにいえばいいのに、そういうと怒られるからっていうので、おばあちゃんの家にいたとか、きょうは家にいたとか、すごいちっちゃな頃の私に嘘をつかせることが、日常的にあって。それもすごく……重かった。

岡田　巻き込んじゃうわけですね。

咲　そうですね。父は母に、女友だちすら、つくることを禁止していたので……。

岡田　女友だちも？　そうですか。

咲　母が実家に帰ることすらダメっていう感じで。

岡田　そういうお父さんだったら、やっぱり、まだ子どもさんを受け入れられないところがあったのかもしれませんね。そういうなかで咲さんは、一生懸命、なんとか……。

咲　そうですね。なんとか家族が笑ってくれないかと思っていました。まずはとにかく、父を怒らせないように、母を泣かせないように、って。でも、父は怒るし、母は泣くし。そのうちに、「私がいるから、お父さんは怒って、お母さんは泣く。私がいなければこの家は幸せなんじゃないか」って思うようになってしまって。

岡田　そういうときに、わざとひょうきんなことをしたり、しませんでしたか？

咲　ああ、やりました。

岡田　笑わせるのが上手だったりとか、そんなところも？

咲　そうですね。父がいまにも怒りそうなとき、「あ、危ない」って思ったら、ばかげたことをして笑わせようと。むやみにふざけたことをいってみたり。するとたいがい、私に向かって怒りが飛んでくるんですよ。でも、それでも、「お母さんを守れた」と。私が怒られたから、母が怒られずにすんで、ちょっと、「よかった」って思うんです。ピエロになって。

岡田　わざとふざけたりとかって、家の外でもありましたか？

咲　外でも、普段はひょうきんなんですけど……。一方で、父に怒られた翌日とかに、学校の友だちに当たるんですよ。それこそ、いじめのような。「私のいうこと聞け」って。いちど友だちと遊んでて、「もう帰る」っていわれたときに、「帰るんだったら、目に針さすよ」って、マチ針もってきて、目の前にふりかざすくらい、やってしまったこととかもあります。

岡田　子どもの頃から、心の中に複雑な部分を抱えていたんですね。まわりの子どもさんは、そんな咲さんのことを、どういう女の子だとみていたんでしょうかね。

咲　どうでしょう……。毎日ふつうに遊んで、ふつうの友だちづきあいができていたんじゃないかなと思うんですけど。

岡田　わりと人気ものでした？

咲　そうですね。小学校、中学校くらいまでは。高校で、ぜんぜんそれがなくなってしまって。いじめを受けるようになって、だいぶ変わってしまったんですけれども。

転校と母への不信

岡田　当時の担任の先生とかで、印象に残っているかたって、いらっしゃいます？

咲　小学校・中学校はそんなに……。あ、ただ、私は国語の先生がすごく好きで、小学校のときに毎日詩を書かせる先生だったんです。毎日、詩を書いて、ときどき新聞とかに載せてもらえて。そういうことがいまの私をつくっているのかなあと。

岡田　その頃からけっこう、書くのは好きでしたか？

咲　はい、好きでしたね。絵本をつくったり、紙芝居をつくったりしてたので。

岡田　本を読むのも、好きでしたか？

咲　ぜんぜん読んでなかったんです。ただ、本当に小さいうちは、母が毎日、寝る前に本を読んでくれていて、っていうのがあったのかもしれません。

岡田　小さい頃からずっと？

咲　そうですね。家に世界名作劇場みたいのがあって、夜は一話それを読んでもらって……。だから、愛されていたなって、いまなら思うんですけど。

岡田　そういうね、お母さんから愛された部分と、ふっと何かお母さんの助けがなくなっちゃうみたいなときが、あったのかもしれませんね。急にはしごをはずされてしまうような。お母さんをほんとうは信用しちゃいけないんだという気持ちになってしまったような、印象的な出来事はありますか？

咲　まだ小・中の頃は、「お母さんは守らなければいけない」って思っていて、母自身のことはあまりわからなかったです。好きで、大切で、守らなければいけないって。ただ、それが、「お父さんから守ってくれない」とか「私の本気の願いを叶えてくれない」とか、少しずつ澱が溜まるように重なっていったのかもしれません。

岡田　少しずつ？

咲　はい。たとえば、うちは転勤が多くて小学校も何度か変わったんですけど、私、中学時代にいた福岡が大好きでした。親友もいて。だからそれからまた転勤で大阪に行くってなったときに、すごくつらくって。私だけでも残りたいって、珍しく自分からいったんですけど、叶いませんでした。それで次の学校が、いわゆるヤンキー校だったんですよ。クラスの三分の一が金髪、みたいな。すごいカルチャーショックを受けて、馴染むのに必死でした。だけど馴染み始めたその一年後に、今度は家を買うからという理由で、いともあっさり引っ越しが決まって……。家を買うのが、母の希望だったので、裏切られたような気持ちになりました。それにヤンキーの人たちって、すごく優しいじゃないですか。しっかり自分をもってるし。父のいうような、成績ばっかり、学歴がすべてだみたいな考えかたではない世界にふれて、自分自身をみつけた気がしたんですね。なので、私も高校には行かずに働きたいとか、本当に自分の行きたい学校に行きたいということを父にいったんです。けれども、「誰のおかげで飯が食えてるんだ」って、ねじ伏せられて。私が大事に思っている友だちのことも「クズとつきあってるから、おまえまでクズになったんだ」と否定されてしまって。母はかばってくれないし、そのあたりから親に対して反発心がむくむく芽生えたんですよ。そのうち、家のなかで物を壊したり、暴れるようになってしまって……。あれ、なんで、この話を始めたんだろう。

岡田　それまではお母さんのためにって思っていたことが、変わり始めたときのことですね。

咲　あ、そうだ。それまでは守ろうと思っていたはずだったのに、その頃から、止めに入ってくる母を、こんどは殴ったり、蹴ったりするようになってしまったんです。「死にたい」といって暴れたり……。そのとき母に、「（精神の）病院に行ったほうがいいんじゃないか」というようなことをいわれたんです。その瞬間、ひどく傷ついて。その当時、精神病のことなんてぜんぜん知らないですし、「頭がおかしい人のところに私をやるのか」「お母さんも私を厄介払いしたいんだ」って、見捨てられた気がしました。それと同時に、私、高校に入ってから援助交際をするようになってしまったんですけど、そのことを小説みたいに、自分でノートに書いていたんです。そしたら、母がそれを私がいないあいだに盗み見てたことがわかって。「お母さんは私を信じてないからそうやって盗み見るんだ」と。その頃から、急激に母を「敵」として認識するようになりました。父も敵で、母も敵、みたいな。

岡田　援助交際にしても、よほど家に居場所がなくなっていたってことだと思いますけど、ヤンキーの友だちとつきあいだしたのと援助交際はどちらが先ですか。

咲　援助交際のほうが、後ですね。

岡田　まずはヤンキーの友だちといっしょにいると、楽というか、居場所があるように感じたんですね。居場所ということでは、福岡にいるときは、居所のなさやさみしさは感じなかった？

咲　親友がいたので、そこに居場所がありました。福岡の頃は、それこそ、すっごい「いい子」で。まじめな中学校で、親友も頭がよかったので、ふたりで遊ぶっていうと、勉強してたんですよ（笑）。テストでいい点をとることも楽しかったし、それがいいことだって疑ってなかった。

岡田　じゃあ、実際、いい成績もとれて……。

咲　はい、そうですね。

岡田　その部分では評価されていた？

咲　ええ。でも、父が評価してくれることはなかったんですけど。

岡田　そうすると、福岡の頃は、学校ではけっこううまくいってるような感じがあって、でも、本当はどこかにちょっと違和感があったりとか？

咲　そうですね、家にはやっぱり居場所を感じられなかったですね。家はもう、弟のもの。びっくりしたのが、その当時、弟と両親と旅行に行ったビデオがあって、それを最近になってみたんです。それが、私がもう、能面みたいな顔で立っているんですよ。ほとんど弟しか撮られていない画面の中で、ときどきそのフレームの中に映りこむんですけど、自分でもびっくりするくらい無表情で。やっぱり、つらかったのかなあ。

岡田　自分を作っていたり、ポーズをとっていたりとか、演じてたりね、そういうことでなんとかバランスをとっているっていう場合もよくありますけど……。

咲　していたと思います。「いい子」を演じてたと思うし、ちょっとでも嫌われない、怒られないようにしてたり、面白いことしてみたり、いいお姉ちゃんを演じてみたり。必死の手探りで、「愛してもらえる私」を演じようとしていたと思います。

伝わらぬ愛と援助交際

岡田　その頃、学校ではどんな科目が好きでしたか？

咲　やっぱり国語ですね。その当時もいい国語の先生にあたって、たまたま国語の授業のときに、『おとなになれなかった弟たちに……』っていう、戦争の話の読書感想文を書いたんですよ。その読書感想文を先生が読み上げながら泣いてくださって。自分の書いたもので誰かの心が動かされるんだっていうのがすごく感動して、たぶんそれからずっと書くことが好きなんだと思います。

岡田　そうですか。咲さんの場合、早くから自分を表現する手段を手に入れていたというのは大きいですよね。なかなかそういうものがもてないですから。でも、不思議と境界性パーソナリティ障害を抱えているかたは、詩を書いたり、文章を書いたりするかたが多いですよね。とても優れた感性をもっていらして。現実の居場所のなさのようなものを表現せずにはいられないという気持ちが、やはりありましたか？

咲　そうですね。私は書くことによってようやく自分のバランスを保っていました。苦しみを人にうまくしゃべれない、しゃべっちゃいけないないと思っていたので、紙に書いてようやく昇華していたような気がします。

岡田　思春期のある時期から、手紙とか交換日記とか、自分の気持ちを書いたりするようになったりしますよね。咲さんの場合は、気持ちを書くようになったのはいつ頃からですか？

咲　書くようになったのは……、高校くらいですかね。やっぱり、家に完全に居場所がなくなって、いじめも受けて、援助交際したりしているときに、いちばん書いてました。援助交際を始めたきっかけというのが、顔ににきびができてしまって、恋人にもフラれるし、父にも気持ち悪いといわれて、親に嫌われるのも、学校で嫌われるのも、ぜんぶにきびのせいだって、思いこんでしまったんです。洗顔も薬も効かなくて、これはエステしかない、そのためにはお金が必要だ、と。ところが、援助交際をしてみたら、ぜんぜん知らない男性がすごく優しく接してくれたんです。「きれいだよ」とか「かわいいね」とかいってもらえて。はじめて私は愛されてるって感じてしまったんですね。必要とされている。だから私は生きていていいんだって。そう思えた高ぶりみたいなものを文章に残しておきたくって、書くようになりました。

岡田　そのとき味わった、愛されてるっていう感覚は、お父さんからはあまり感じられなかったかもしれませんが、お母さんからはどうでしょうか。愛されてた部分もあったとは思うんですが。安心感とか、優しさみたいなものは？　感じたことがありませんでしたか？

咲　なかったですね。母もスキンシップが苦手な人で、からだに触れられた経験っていうのはほとんどないんです。いま、頭で考えたら、母はこんなこともあんなこともしてくれたから、愛してくれたんだって理解できるんですけど、当時は、私には愛されているとはぜんぜん思えなくって……。

岡田　伝わる愛じゃなかった、っていうことですかね。

咲　そうですね。

岡田　お母さんの気持ちの中には愛があったとしても、それが伝わってなかった……。実際に体をさわられたり抱かれたりとかっていうのは強烈なインパクトがあった？

咲　はい。体って、あったかいなあ……って、はじめて。ほんとうに愛されてるとか、必要とされているとか、すごく思いました。体を売っただけの相手なのに。恋心を抱いてしまったりとか。その頃から、お金をもらえなくってもいい、と。そのへんの繁華街をさまよっていたら、知らない人が寄ってくるんですよ。それでセックスを簡単にしてしまって。そのたびに精神的に満足するし、声をかけられなかったら、きょうは何でダメだったんだろうって落ち込んだり。そういうことでしか自分を保てなくなってしまって……。性依存だったと思うのですが、一五、六でそんな状態に陥っていました。

岡田　そのとき、特定の人は求めずに？

咲　特定の人をほんとうは求めてたんだと思うんですけれども、でも、いないし。一瞬でもいいから、必要とされているって感じていたくって。

岡田　先輩とか特定の関係になることもあるかと思うんですが、咲さんは、そのあたり、ぎこちないというか、不器用なところもあったんですかね。

咲　そうですね。そもそも「親からも愛してもらえなかったような私が愛されるわけがない」と思っているので、恋愛なんてする資格がないと……。ただ、そうやって体を売ったり、セックスをしただけの人に、そのつど期待しているんです。これが始まりで、いつまでも愛してくれるんじゃないか、とか。毎回期待してるけど、そんなことはなくって。あとやっぱり、ちょっとお父さんに似た人を求めてましたね。

年上の男性ばかり好きになる

岡田　年がだいぶ上のかたを？

咲　はい。だいぶ上の人で、ちょっとガタイがよくって。不思議と自分のことをいちばん大切にしてくれない人ばっかり好きになっちゃうんですよね。私を怒ってくれる人というか。

岡田　年上の男性に惹かれる時期は、かなり続きましたか？

咲　続きました。いまの夫と出会うまではずっと年上の人ばかりで、おじさんとか、おじいさんでも気にならないくらい。それでやっぱり、求められるために自分のみかけもすごく気になるようになって、エステ依存になったりとか。あと下剤ですね。とにかく体重が増えることが怖くって、五〇錠くらい入っている市販の便秘薬を朝、飲むんですよ、一瓶ぜんぶ（笑）。夜またもう一瓶買って、飲むんですね。もう、ほとんど出るものなんてなくなってしまうくらいやばい状態になっても、飲み続けるんですよね。それも時期が長かったです。

岡田　その頃、体重はどれくらいだったんですか？

咲　そんなにめちゃくちゃ痩せてるっていうことはなくて、四〇キロ前後。

岡田　でも咲さんは身長がありますから、四〇キロじゃ、スレンダーすぎますよね。

咲　最近は自分を受け入れるようになってから、体重がどんどん増えるんですよね（笑）。

岡田　それは自然なことですね。ということは、ファザーコンプレックス的な部分、理想の父親を求める部分もあったんですね。咲さんの場合は強い感じの、自分を力で支配してくれるような人を求めていたんですね。

咲　そうですね。父と同じように私に対して冷たい人が、私を求めてくれたら、仕返しなのかなんなのかわからないんですけど、なんかやりなおせるような気がして。誰かをほんとうに好きになっても、つきあおうっていえないんですよ。セックスはできるんですけど。その人の一番になれるはずがないって思ってるから、恋愛にもっていけなくって。そのうえ、その人が嫌がるようなことをいってしまうんですよね。「ほかにも好きな人がいる」とか。「あなたのことはほんとうは好きじゃない」とか。

岡田　それは、ちょっと気を引こうとして？　それとも……。

咲　それでも私を追いかけてくれるのか、っていうのを試している部分もあったと思います。それと同時に「自分なんか幸せになれるはずがない」と思っているので、幸せになりそうになると、それを無意識に壊そうとしてしまうという感じでしたね。

夫との出会い

岡田　ご主人とは、おいくつのときに……、どんな出会いだったんですか？

咲　夫との出会いは、一八のときです。そのころ私、劇団に入っていて、劇団の公演にお客さんで彼が来てくれていたんですね。それがきっかけで。ただ、最初は遠距離だったんですよ。神戸と大阪で。だから会う機会も少なくって、あんまり自分が爆発するところまでの距離にいかなかったんですね。それと、演劇をやってたときって、精神状態もわりとよくって、多少の不安症とかはあったんですけど、表現することで救われていたところがあったのかな。

岡田　劇団でお芝居を始めたのは、何歳のとき？

咲　一七から始めて。そのあと自分で劇団をつくって、二三まで彼もいっしょに劇団をやっていました。

岡田　そうすると、一七歳から演劇を始めて、一八歳でお客さんだったご主人と出会ったんですね。同棲されたのは、おいくつ？

咲　同棲は二一歳からです。最初のうちはそんなに問題なかったのですが、劇団をやめたあたりから、ひどくなってしまって。

岡田　同棲して、しばらく経った頃ですね。

咲　はい。それくらいからいちばん、荒れたというか。家で彼に暴力もふるうし、リストカットするし、オーバードーズ（薬物の過剰摂取）するし、自殺未遂をしようとするし……。もう毎日、彼が家に帰ってくると、いろいろなものがずたずたにやぶかれている状態なんです。「もうあたしなんか捨てればいい」って泣き叫んで、クローゼットのポールとか、観葉植物とかで彼に殴りかかって……。

岡田　ふたりの距離が近くなったというのもあるでしょうが、それだけじゃなくて、劇団をやめたことも大きかった？

咲　そうですね。それまでやりがいみたいなものを劇団にもっていたんですけれども、それがなくなって、急激に悪化しましたね。なんか、彼が私を捨てるって思いこんじゃうんですよね。

岡田　時間が前よりたくさんできちゃったとか。

咲　そうですね。

岡田　そういうのもありますよね。

咲　いままでだったら、あいた時間に演劇のことだけ考えられるので、気持ちがまぎれていたんですけど。それがなくなったのと、演劇をしていない自分には価値がないような気がして。こんな価値のない自分は、親に愛されなかったように、また彼にも捨てられるって思ってしまって。

帰りを待つ長い時間

岡田　演劇をしていた頃の生活リズムと、やめたあとでは、時間の使い方はだいぶ変わりましたか？

咲　はい。演劇をしていたときは、バイトもしていたんですが、バイトが終わったら稽古があって、そのあと劇団員たちと飲みに行ったりして、帰ったら寝て、という……。

岡田　ほとんどフリーの時間はないですね。

咲　そうですね。もう、そのことばっかりやっていられたんですけど。やめた後は、その劇団とか、飲むっていう時間がすっぽりなくなってしまったんですね。その頃、バイトのほうもビールのキャンペーンガールで試飲販売をするとか、単発のバイトになっていたので、わりとぽっかり時間があいてしまうんですよ。そういうのもよくなかったのかな。

岡田　夜も、時間がたくさんあって……。

咲　そうですね、何にもすることがなくって。でもその間、彼はフリーで演劇をやっていたので、彼だけいろんな人たちのなかにいる……。

岡田　取り残された感じ？

咲　そうですね。

岡田　だいたい待っているのが長いと精神状態、よくないみたいですね。

咲　ああ、待ってましたね。待っている間にどんどん悪いことばかりふくらんで。ちょっと帰りが遅いと、劇団員の人と、女の人といっしょにいるのかなあとかって思ったら。

岡田　もう、待ち構えているように（笑）。
咲　そうです、そうです（笑）。帰ってきたときに、どれだけ最悪の状態の私で迎えられるかみたいな感じで。
岡田　はは（笑）。
咲　相当、ひどいことになってましたね。
岡田　それが二三歳くらい……。
咲　はい。そのへんから、掃除の強迫観念みたいなものが出てしまって。家がちょっとでも汚れると捨てられると思って、壁とか天井とかまで拭くんですよ。一日中、掃除をしていて。
岡田　その頃、潔癖が強まった原因はどのへんにありそうですか。
咲　やっぱり彼を待っていて、捨てられるかもしれないって。
岡田　ああ、そこで。
咲　捨てられないように完璧でいなければとか、捨てられないようにきれいでいなければとか。

岡田　彼は実際、浮気をするとかそういうことはまったく……。
咲　なかった。でも、信じられないんですね。
岡田　けっこう点検したりとか、チェックしたりとか？
咲　携帯とかも、とにかくみるんですけれども、最初はいないときにみるから、一時間おきとかなんですけど、もう三分と待てなくなるんですよ。お風呂入っているあいだにみて、何もなかったらなかったで、きっと怪しいものは消したんだとか思ったりして、またけっきょく不安になってしまって。もう、だめでしたね。ちょっと私以外の人をみてるとか、ふり返っただけで、いま誰かをみたんだとか思ったりして、一日中、怖かった。
岡田　そういう不安感をやわらげるような儀式というか、そういう部分で一生懸命、掃除をしたりしてたんですかね。
咲　ああ、それと……。やっぱりその当時も、ずっとセックスに対して執着があって、毎日セックスをしないと私は捨てられるって思ってたんです。でも当然、そんなことって不可能じゃないですか。で、彼が「またにしよう」っていうたびに、やっぱり私は捨てられるって思いました。体を売ってきた経験から、セックスをすることでしか、女としての自分しか価値がないと思ってしまっていたんです。なので、セックスがダメになったら、何か自分に価値がないといけない……、女としての価値ということで、「掃除」って思ったのかもしれません。あと、手も、顔もすごく洗うので、皮膚がめくれてしまったりとか。

岡田　じゃあ、彼はきれい好きな？

咲　いえ、そんなことないです（笑）。ぜんぜん別に。

岡田　きれいに掃除されてるからって特に何もいわない？

咲　はい、特に喜んだりすることもなく（笑）。全体的におおらかな人で、気づかないんですよ。

岡田　一生懸命、掃除しても、あんまり（笑）。

咲　そうなんですよ（笑）。基本的に気づかないし、私に対してもおおらかで、何でも好きなことやったらいいよっていうんだけど、私、好きなことがわかんないんです。自分がないので。とにかく好かれることをしよう、好かれることをしようってするんだけど、なんかうまくいかなくて。

岡田　お料理をがんばったりも、しました？

咲　しました。でも、彼は特に気づかなかった（笑）。

岡田　それもあんまり評価はしてくれないの？

咲　そのつどおいしいとか、きれいだとかいってくれるんですけど、やっぱり自信がもてない。次はもっとおいしいのにしなければ捨てられるとか。「〜でなければ捨てられる」っていうのを、どんどんみつけてくるんです。

「愛の証」も壊してしまう

岡田　完璧主義だから、大変でしょう。

咲　完璧主義という自覚もないんですね。せめて最低ラインはできなきゃと、追いつめられてつくってましたね。

岡田　そんなふうに一生懸命つくってても、彼は劇団のつごうとかで、帰りが遅くなったり、そういうこともよくあったんですかね。

咲　そうですね。だいたい劇団があったら、そのあとちょっとご飯食べに行ったりとかもあるし、それでも私が待ってるからって、食べずに帰ってきてくれるんですけど。自分が計算した時間よりちょっとでも遅いと、「あ、ちょっとくらい寄ってたのかな」とか、「やっぱり私なんてもう、邪魔なだけなんだ」とかって思ってしまって。また、いないあいだに最悪な状態まで自分をもっていって（笑）。

岡田　最悪の状態って、どんなふうに？

咲　手紙をやぶったり、写真をやぶったり、あとソファーをやぶったり、自分を包丁で切って、これみよがしに包丁をおいといてみたり。

岡田　その手紙とか写真っていうのは、ふたりの？

咲　ふたりの。

岡田　でもそれは大切な写真ですよね。

咲　いまにして思えば、はい。

岡田　そういうものは、どうしたんですか、後で？

咲　どうしようもないものは捨てたと思います。
岡田　写真も、手紙も？
咲　はい、そうですね。なんか、そういうことしながら、それでも愛してくれるっていうのを知りたくって、やり続けた。
岡田　ほんとうは愛の証のはずなのに、それを壊しちゃうわけですね。
咲　そうなんです。それをやぶって、傷つく彼をみて、なぜか安心するんですよ。
岡田　ショックを受けてくれると、ちょっと安心する。
咲　はい。安心する。
岡田　彼の反応はどうだったんですか？
咲　やっぱりショックそうではあったんですけど、でも何よりも、何が起こっているのかがわからないっていう感じでした。私がおかしくなっているのはわかるけれども、どうしていいかわからない、と。私もわからなかったんですけれども。

岡田　ほんとうは愛して欲しい、求めてるんだけれども、わざと傷つけるようなことをしてしまうっていうことですよね。

私は病気かもしれない？

咲　最悪の状態の私でも愛してくれるのかを試さずにはいられないんです。彼は、「何もできなくてもセリのことを好きだ」っていってくれるんですよ。掃除とかをすごくがんばってたときに。だけど、いままでたとえば、成績良くしたらほめられるんじゃないかとか、体を売ったら耳心地のいい言葉をもらえたとか、「何か」と引き換えにしか愛情ってもらえないものだと思っていたので、彼のいうことの意味がわからなくて。何もできなくても愛されるはずがないって。じゃあ、ほんとうに何もできなくても愛するのか、私がこんなにひどい状態になっても愛するのか、試してやるって、なってましたね。

岡田　試す部分もあったのでしょうけれども、そこまで考える余裕がなく、愛するがゆえに憎さ百倍というか、怒りをぶつけるようなことはありませんでしたか？

咲　そういうこともあったと思います。私が家にいるのに、彼だけ演劇に行っていることも腹が立ったし、彼の世界に私がいないことも腹が立ったし。

岡田　いっしょに同じ劇団で演劇をやるというのは、ちょっと難しかったの？

咲　そうですね。私の完璧主義もあって、どんどん劇団の人数も少なくなってしまって、なかなか現実的にやるのが難しくなっていたので。

岡田　その頃のアルバイトが……。

咲　さっきお話ししたキャンペーンガールで。日雇いなんですね。なので、行けるときは行ったらいいし、行けなかったらいくらでも休むことができたので。どんどんその不安症がひどくなってくると、行く回数も減ってしまって。

岡田　悪循環になってしまったのかな。

咲　そうですね。そうするともう、一日中、家にいるので。

岡田　よけいなことを考えて（笑）。

咲　そうなんです。もう死ぬしか救われる道はないと追いつめられて。

岡田　そういう泥沼はどんどんエスカレートして、行き着くところまで行った感じですか？

咲　そうですね。でも、いまにして思えば、まだその先の泥沼があったんですけれども（笑）。当時、とにかく心の病気っていうことがわかっていなかったので、なんでこんなことになってしまうのか、私も彼もわからなくって、どうしていいのかもわからないし、常にわからない、わからないっていう感じで気が変になりそうでした。

岡田　じゃあ、ご自分でもちょっと困っていた？

咲　困っていました。さらにその頃から、外に出られなくなってしまって。鍵が不安になり始めたんです。これは人に説明しても毎回、ぽかんとされるんですけれども（笑）、みえてないけれどみえる幻覚みたいのがみえてしまうんですね。猫を飼うようになっていたんですが、外出してバスとかに乗るじゃないですか、そうしたら外の町並みをみて、そこに自分の飼い猫がいるような気がするんです。そんなところにいたら危ないからって、あわててバスから降りて。

どうすることもできないんですけども、降りざるをえなくって。ちょっと出かけると飼い猫がいるってなってしまって。で、まず外に出られない。あと、眠ろうとして目を閉じると、血まみれの飼い猫がみえるんですよ。で、もう寝られなくなってしまったんです。暴力もふるうし、死にたいっていうし、傷つけるし、ちょっとさすがに変だと思って。

岡田　実際に飼っていた猫は、家に帰るといるんですよね？

咲　はい、部屋に。で、その頃、偶然、彼の弟が「解離性同一性障害の人のサイトがあるよ」って何の気なしに教えてきたんです。私の症状とかは知らなくて。で、ふーんって思ってみてたら、いろんな病気のことが書かれていて。そこにたまたま強迫性障害のことが出ていたんですね。それで「自分はもしかしたら病気なのかもしれない」って思って。強迫性障害という言葉をみつけた時点で、病院にさえ行けば治るんだと、期待するようになりました。

コラム1　境界性パーソナリティ障害の要因と背景――岡田尊司

増加の背景と養育要因

境界性パーソナリティ障害（borderline personality disorder; BPD）が急速に身近にも広がり、多くの人が自己否定感や空虚感を抱え、リストカットなど自分を傷つける行為を止められずに、苦しんでいます。また、気分や態度が両極端に揺れ動き、落ち込むと、死にたい気持ちにもとらわれやすく、周囲も生きた心地がしない日々を過ごすことになりがちです。豊かになったはずの社会に、自分には生きる価値もないと感じ、自分を消し去りたいとまで思ってしまう人が、なぜ増えているのでしょうか。

境界性パーソナリティ障害の発症にかかわる要因としては、遺伝要因と環境要因が半々くらいとされます。しかし、何十年かの間に、遺伝要因が大きく変化するとは考えられませんので、この二、三十年で目に見えて増えているとすると、環境要因の変化が、そこにはかかわっていると考えられます。

環境要因としては、やはり養育要因が大きいことが、以前から指摘されてきました。境界性パーソナリティ障害の人では、親との関係が不安定なことが非常に多かったからです。養育要因以外にも、性的暴力などの犯罪被害に遭ったり、挫折体験やイジメなどの心が傷つく体験をすることも、要因と考えられています。

では、境界性パーソナリティ障害を生む養育要因とは、どういうものでしょうか。アメリカでは、一九五〇年代から半世紀以上にわたって研究がおこなわれてきましたが、親から見捨てられるような体験をすることが心の傷になり、その後の発症を準備することになるのではないかと言われています。境界性パーソナリティ障害の治療に大きな進歩をもたらしたマーシャ・リネハンは、その子をありのままに受け入れ認めようとしない「不認証環境」に注目しています。ありのままに認めてもらえない子どもは、頑張ることで、どうにか認めてもらおうとするのですが、その努力がもう無理だと感じた時、ぎりぎり保っていた心のバランスが崩れてしまい、境界性パーソナリティ障害を発症すると考えられます。

愛着障害としての境界性パーソナリティ障害

さらに、境界性パーソナリティ障害の要因を理解するうえでも、注目されているのが愛着の障害という側面です。子どもは幼い頃、養育者との間に愛着という絆を結びますが、その絆が不安定なものでしかないと、誰に対しても安定した関係をもつことができず、そうした傾向は、大人になっても不安定な愛着スタイルとして続いてしまうのです。愛着が不安定な場合には、ストレスに敏感で、不安を感じやすく、人に信頼をもちにくく、気分も不安定になりやすいことがわかってきたのです。それは、境界性パーソナリティ障害の症状とオーバーラップする部分が大きいのです。つまり、親との不安定な関係は、単に境界性パーソナリティ障害を生み出す要因というよりも、むしろ障害そのものではないかと考えられ始めています。実際、境界性の人には、高率に不安定な愛着スタイルが認められます。境界性パーソナリティ障害の人の愛着スタイルを調べた研究によると、七五パーセントがネガティブな感情に支配されやすい「とらわれ型」、八九パーセントが心の傷を引きずる「未解決型」の愛着スタイルを示したということです。さらに、「とらわれ型」と「未解決型」の両方の愛着スタイルがみられる人は、ほぼ全員が境界性パーソナリティ障害の診断基準に該当したのです。

「とらわれ型」は、不安が強く、人に頼らないと自分を支えられないのに、頼っている人に対して、手厳しく、あら探しばかりしてしまうといった点が特徴で、素直に甘えられない傾向が、一歳半の時点でみられていることが少なくありません。愛情不足と過干渉が混在しているような場合に起こりやすいものです。

「未解決型」は、親との離別や見捨てられた体験、虐待など、心が傷つく体験をして、それを生々しく引きずり続けているもので、傷ついた出来事に対して、いまも冷静さを失ったり混乱したりしてしまうのが特徴です。

境界性パーソナリティ障害の本質が、愛着の障害、つまり「絆の病」だとすると、社会の絆が脆くなっている時代に急増する理由も納得がいくでしょう。

第2章

精神科の医師にかかる

精神科医はどうやって診断しているのか？

岡田　ネットをみて「病気なのかも」と思われて。いよいよ病院に行く決心をされたんですか？

咲　はい。ところがそこからがすごく大変で……。岡田先生に「どうしてこうなるのか」って聞きたいくらい（笑）。というのが、最初、「強迫性障害」というキーワードでうちの近所の病院をネットで調べたら、行動療法のことが書かれていたんですね。その当時、薬が嫌だと思っていて、ここなら行動療法とやらをしてもらえるんだと、期待して受診したんです。その際、困っている症状とかも、ぜんぶ紙に書いて渡したんですよ。「異常に掃除をしてる」とか、「猫がみえる」とか、「死にたいっていう」とか。書いた紙をみせたんですけど、それを読んだ先生が、「こんな症状、聞いたことないなあ」って、あっさり。あっけにとられていると、次は、「あなたは目が突き出すぎてるから、甲状腺の病気かもしれない」って、「ちょっと血液検査しましょう」っておっしゃって……。もう、その瞬間私ちょっと、ダメで。そもそもちゃんと読んでくれてるのかって思いましたし、血液検査を精神科でされるのって、何か信じられなくって。けっきょく何もせずに帰ってきたのが、私の病院とのつきあいのはじまりなんです。で、その後も病院を転々としたんですけど、行く病院ごとにいわれることがバラバラなんです。「うちじゃ手に負えません」っていわれたかと思えば、別の病院では「あなたは病気じゃないので、病気になったら来てください」っていわれたり。他にも薬をすごく大量に処方されてしまうとか、もう完全にクリニック難民になってしまって。七軒くらい病院をまわりました。だからちょっと、岡田先生に聞きたいと思って……。精神科の病気かどうかって、どういうふうに判断するんでしょう。一回行っただけで判断できるものなんですか？

岡田　症状でね、病気を診断するレベルでしたら、まあ、一回診断すれば、とりあえずの暫定的な診断名はつけられると思いますね。さらに、ベースにある問題をきちんとみていって、トータルにその人の問題をとらえようと思ったら、やっぱり何度かお会いしたり、検査をしたりとか、そういうことが必要になるでしょうね。

咲　さっきいってたような私のような症状って、どうなんでしょうか？

岡田　ひとつは強迫性障害っていうのは当然、疑えると思いますけれども。通常、複雑な状態ほど、症状だけで診断するとたくさん診断名がつくんですね。さきほどおっしゃっていた症状でしたら、強迫性障害以外にもね、ちょっと解離性の症状があるので、解離性障害あるのかなあとか。あるいは外に出られなくなっているのでね、社会不安障害みたいのがあるのかなとかね。あるいは自分のことを否定的にとらえてしまうことから、もしかしたら境界性パーソナリティ障害とか、ちょっと潜んでいるのかなとか。通常は、そうやっていくつかの診断が思い浮かんで、候補として出てくると思いますね。ただまあ、そういう症状レベルでとらえると、たくさん病名がついちゃう。だから、トータルにとらえようとすると、できるだけベースの問題でとらえることで、全体を示す診断になるんですね。そういう診断をするためには、何回かお話を聞く必要があるし、場合によっては家族とかパートナーのかたから話を聞くとかね、そういうことも必要ですよね。

咲　本人だけじゃなく、家族やパートナーからも聞くんですか。

岡田　本人からの情報だけというのは、ちょっと限界がある場合もありますね。生育歴とか、発達上の問題とか。さらに検査したり、昔の通信簿を持ってきてもらったり、できるだけ客観的なエビデンスに基づいて診断をする必要があります。ただ、実際の医療現場では、そういうところをすっとばしてね、初診の簡単なチェックリストだけで診断してしまって、すぐに薬を出すというようなことも、当然のように行われています。そのあたりが、いい加減な診断とか、治療になってしまっている面は、たしかにありますよね。

薬の話

咲　いまみたいにいってもらえたら、すごく安心します。それなら仮に薬が出ても、ちゃんと理解して飲めるかなって。ただ、私が行ったときはすごく短い時間……、五分くらいの診断で、診断名もわからないまま「とにかく薬飲んでください」っていう感じだったんですね。一回で五種類くらいの薬が出てしまって、もうそれだけで拒否反応を起こしてしまって。でも、何軒か行くうちに、だんだん疲れてしまって、そのうち「もう飲んで治るならいいか」と受け入れたんです。けっきょくそれが安定剤とか、睡眠薬だったんですけど、たしかに飲んだらちょっと楽になりました。眠くなるので、嫌なこと考える暇がなくなって。ただ、寝て起きたら、また不安がやってくるので、また薬を飲むじゃないですか。そうしているうちにだんだん効かなくなってしまって、どんどんどんどん、起きている間は飲んでるみたいな感じになって、けっきょく薬依存のような……、手放せなくなってしまったんですよ。

岡田　そうですね。やはり、睡眠薬とか抗不安薬とかは、依存しやすいんですね。常に不安感とか、自分を支えられずに、いろんなものに頼ってしまうような状態のときには、どんどん薬にはまってしまって、重度の依存になりやすい。薬物依存のリスクがあるので、できるだけそういうタイプのかたには依存性のある薬を使わないというのが非常に重要ですね。それがけっきょく、オーバードーズとか自殺企図にもつながりますし。

咲　ああ、そうなんですね……。それでも現実的には、とにかく薬を出すというところが、多いですよね。

岡田　でしょうね。

咲　それはどうしてなんですか？

岡田　おそらく、医者はなんかしてあげたいという気持ちはあるんだと思うんですけど。いまは医薬分業になっていますので、院内処方でない限りは、医者はたくさんお薬を出せば儲かるというわけではありません。病院とか医院に薬局がある場合は、出せば出すほど儲かりますよ。ただ、ほとんどのクリニックや病院は、院外で薬を処方するところが多くなっていますから、薬をたくさん出しても何もメリットはないですね。だけど、医者は、いままで手抜きの治療をすることに慣れているので、やっぱり薬を出すことしか能がないというか（笑）、悲しいかな、そういうところはあるでしょうね。

咲　先生のところはどうされているのですか？

岡田　私のとこなんかだと、薬を出さないことも多いですし、出してもやはり、依存性のないお薬ですね。それを一種類か、せいぜい二種類くらいでしょうか。あとは様子をみながらですね。漢方薬とか、依存性のないタイプの薬がいろいろありますので、そのなかで本人の状態にあったものを。ただ、薬がある程度助けになる部分もあります。薬が合えばね。劇的によくなることもありますよ。たとえば、ひどい自傷行為をしていた人が、薬を飲んでぴたっと止まるようなこともあります。わずかの薬を飲んだだけで、やらなくなるっていうこともあるんですね。

咲　私の場合は、デパケンを飲んですごくよかったなって思ってるんですけど。

岡田　それもひとつですよね。薬は治療の手段としては無視できませんし、重要なツールです。それに、デパケンのようなお薬は依存性がありませんからね。症状がなくなればやめられます。

心理療法と医療経済

岡田　ただ、そうはいっても、やはり、心理的なケアがものすごく大事ですし、あとは家族とかパートナーへの働きかけが、とても重要です。なので、私のところでは、薬での治療が全体に占める割合は、せいぜい三分の一か、それ以下くらいで、後は心理療法と家族へのサポートに力をおいていますね。

咲　心理療法というと、カウンセリングのことでしょうか？　私の行った病院って、どこもやってくれるところがなくって。私もできるならカウンセリングで治っていけたらって思っていたんですけれども、そういうとき、どういうところに行ったらいいんでしょう？

岡田　そうですね、そこはちょっと問題があるんですね。いまの保険制度は混合診療を禁止しています。保険診療と保険外診療の両方をいっしょに受けることができないんですね。保険外診療を受けようと思ったら、ぜんぶ保険外になってしまうんですね。

咲　え！　薬を出すのも保険外？

岡田　はい。いまの制度だと、それが原則なんですね。そういう縛りがある。ですから、けっきょく保険診療のなかでやろうと思うと、なんといいますか、非常に貧しい治療しかできないのが現状です。そのなかで、やる場合もありますよ、経済的に余裕がないかたとか、そういう場合に。ほんとうはせめて五〇分とか、六〇分とか時間をとってあげたい、でもそれをやっていたら経営が成り立たないという問題があるんですね。私のところなんかでは、混合診療を避けるために、カウンセリングセンターを別につくっています。そこへ依頼して、連携しながらやるっていうことですね。情報共有しながら。そうすることで、混合診療を避けてやれるわけですね。

咲　そうなんですか……。

岡田　やっぱり、ちゃんとみるとよくなるんですよ。心理的な問題が重要ですし、家族との関係がすごく大きいですよね。そこに直接、アプローチできるので、ダイナミックな変化を生み出せる。たしかにちょっと費用がかかりますが、かかるといっても、仮に月に二回いらっしゃったとしても、まあ、一万ちょっとくらいのお金ですよね。お金はかかるといえばかかるけれども、何年間も何の改善もなく、それどころかどんどん薬物依存になって苦しむ状況とかを考えると、ちゃんと治療したほうがいいのかなって思いますね。

咲　私のまわりの心の病気を抱えていらっしゃるかたって、みなさんほとんどすごい量の薬を飲んでいらっしゃいます。で、それでよくなったかっていえば、治らないし、また何かのストレスがたまってしまったりすると、悪化するんですよね。悪化して病院に行くとまた薬が増える。その薬の量をみて落ち込む。「こんなに飲まなきゃいけないくらい悪いんだ」って。そういう話を聞くたびに、ゴールがどこにもないような気がして。

岡田　ある意味、病院の経営からみると、治らずにずっと通ってくれたほうがよかったりするわけですよね。

咲　なるほど。

岡田　依存性のあるお薬は、飲まないといられなくなりますし、飲んでもその場しのぎの効果しかありません。でも、そういうお薬を出したほうが、いつまでも通ってくれるし、そのほうが診察の時間もかからないという、そういう経済原理がね、やっぱりじわじわと効いてしまって、その結果、どうしても時間のかかる患者さんは敬遠されてしまう、という悪循環だと思います。

咲　話が戻ってしまうんですけど、さっき話していた私の症状でいうと、どのくらいから、病気って思っていい状態なんでしょうか？　病院に行く必要があるというか。

岡田　ひとつは日常生活に支障が出ているかどうかですよね。本人が困っていないと、なかなか医療を求めにくいですし、求めるタイミングとしてはよかったと思うんですよね。

咲　そうなんですね。

岡田　ただ、ほんとうをいえば、たとえば援助交際をすることでバランスをとるしかなくなっていた時点で、それが医療ではないにしても、咲さんが何かの形でたすけを求められるような手段があったとしたら、とは思いますね。もっともっと傷が小さくね、もっと安全な形で……。やっぱり、そこにはいろんなリスクがあるじゃないですか。

咲　そうですね。

岡田　そういうリスクを避けられる方法がとれたら、というのはありますね。

家族全体をサポートする

咲　岡田先生の本をいろいろ読ませていただいたんですけれども、医療少年院とかのことも書かれていらっしゃいましたよね。私、すごく共感してしまって。私は運よく犯罪に手を染めることはなかったんですが、その分、自分を傷つけてしまってたというか。紙一重だなと思いました。やっぱり若いかたが、生きづらさというか、バランスをとれなくなってしまうことが多いんでしょうか？　先生の病院には、若いかたっていうのは……。

岡田　いらっしゃいますね。私のところは、若いかたに重点をおいてやっているっていうのもありますので、早い段階であればね、小学生くらいの段階ですね。

咲　そんなに小さいうちから……。

岡田　その場合は、まず親が相談に来ます。やはり多いのは発達に課題があったり、不登校のケースですが、意外に多いのは、親が自分で虐待してしまうということに悩んでいるケースですね。あるいは父親がすごく虐待してしまう、とか。そういう点では、虐待の影響などについて、社会的な認知が進んできているることもあるかと思います。このことが将来、問題になるんじゃないかと、みなさんがわりと早い段階で感じるようになって、たすけを求めてくるわけですね。

咲　親が相談に来たときは、どうするんですか？

岡田　そういうときには、私のところですと、まずお母さんのサポートから入ることが多いです。それから、子どもさんをサポートします。お父さんにも来てもらって、お父さんもサポートする、という感じで進めていきます。

咲　全員をサポートするんですね。

岡田　いままではどうしても、子どもの問題なら子どもの症状だけをみてあげて、お母さんの問題なら、お母さんだけとかね。年齢で区切られているということもあって、別々にみることがふつうだったんですけど、いまは、ひとつの問題としてみていくというか、そのほうが、根本的な問題にアプローチできるんですね。

咲　私が家で暴れるようになった中学くらいから、母もちょっと病院っていうことも考えてくれたみたいなんですけど、可能なら早い段階で行ったほうがよかったんでしょうか？

岡田　そういうことですね。親だけでも相談に来てくれると、対応の仕方をアドバイスすることで、ひどい状態のケースも落ち着くことが多いです。もちろん早い段階ほど、改善が早いです。お母さんが追い詰められて、余計に状況が悪化するということが起きやすいです。お母さんを支えることが、とても大事だと感じています。女性はいま、いろんなプレッシャーにさらされていますね。昔からそうでしたけど、とくにいまは仕事もしなきゃいけないとか、ものすごく大変だと思います。やっぱり、女性のかたのうつが多いですよね。出産をされるかたの四人に一人が産後うつになるともいわれていますし、生涯を通じて重いうつになるかたが、五人に一人ともいわれていますね。母親がうつになると、子どもさんにもかまえなくなりますし、いろんなしわ寄せが出やすい。愛していているっていう気持ちがあっても、思うように動けないし、それを表現することもできなくなってしまう。どうしても煩わしくなってしまうとか、そういうこともありますね。それをどうやってサポートしていくかが、とても大事なんじゃないかと思いますね。

医師の診察とカウンセリング

岡田　薬が効くか、心理療法が効くかという話ですが。たとえば、患者のかたをすぐに診てあげたくても、どうしても順番待ちになってしまうことがありますね。クリニックの順番を待っている間に、それでも「どうしても診てほしい」というかたもいらして、そういうときは、カウンセリングだけ先に受けてもらうんです。そうすると、クリニックで診る前にけっこうよくなっていて（笑）。

そういうことも多いんですよね。

咲　そうなんですか。薬以外っていうのが、あるんですね。

岡田　ええ、むしろ大事なんじゃないですかね。

咲　でも、いまは病院に行くと薬っていうことになって。

岡田　そうですね。心理療法っていうオプションが未発達なんですね。

咲　患者さんが、薬はできるだけ避けてほしいって、いってもいいものなんですか。

岡田　もちろん、いいんですけれども、さっきいったような理由で、いまの病院ではカウンセリングのオプションが用意できないんですね。用意しているところもあると思うんですが、そこは混合診療っていうリスクを冒しているんです。だから、もしかしたら摘発されるんじゃないかって、怯えながらやっているんです。

咲　なるほど。そういうところにめぐり合えたらいいなあと思いますが、摘発されてなくなっちゃうと困りますよね（笑）。私のまわりにも病気を抱えてい

る人が多いんですが、薬がどんどん増えていくことが不安とか、なかなか先生

に思っていることをいえないとか、そういう人が多いです。どうしたらいいん

でしょうか。

岡田　そもそも日本の場合、ひとりひとりの保険点数というのが限られている

んですね。ドクターが一日で診なければいけない人数ということでいえば、心

療内科なんかでも、多いところでは一日五〇人以上診ていると思います。割り

算をするとわかりますが、ひとりにかけられる時間というのは、五分から一〇

分の間、そんな感じになりますよね。そういうなかで、ちゃんとしたカウンセ

リングはなかなか難しい。ちゃんとカウンセリングをやろうと思ったら、時間

枠をきっちり確保する必要があると思います。そうすることで安心して、患者

さんは話していいんだ、と思えるのではないでしょうか。患者さんによっては、

五〇分でも短すぎる人がいるんですね。九〇分くらいあって、やっと本音が出

てくるっていう人も。

咲　それはわかります。私もなかなか心を開くことができないほうなので。民

間のカウンセリングにも行ったんですけれど、いい顔をしてしまうんですよね。そこでも相手が望んだような言葉を出さなければいけないのかなって思っちゃったりするので……。時間がほしいですね。

岡田　たとえば五分の治療を百回受けたところで、ほとんど何も進歩がない。でも、九〇分の話が何回かできれば、かなり整理がつくと思うんですね。どこまで深く話ができるか、そういうことだと思いますね。

咲　それをいまの病院に望むことは難しいけれども、でも、治療のためにはそういうことがほんとうは必要なんだっていうことですよね。

岡田　はい。ただ、九〇分だと一日、四人か五人しか診られませんね。だから、いまの仕組みでは成り立たないという現実がありますね。

咲　民間のカウンセリングを利用するっていうのも、ひとつの手なんですか？

岡田　と思いますけど……。ただ、民間のカウンセリングの現状は、もう、ピンキリです。なかみは、ほんとうにお粗末なところがあるのも現状ですね。ちょっとリスクがあると思っておいたほうがいいです。

咲　私も、いくつか行ったんですが、その中で、ほんとうに効果があったのは一軒だけでした。他は、なぜかお説教されたり、本当に「話を聞くだけ」でお金が飛んでったり。

岡田　本来は医師の診察とカウンセリングが並行してあるべきものなんですね。とくに難しいケース、境界性パーソナリティ障害というような問題になると、医学的に管理しながらカウンセリングをしたり、家族との面接をしたり、いろんなオプションを加えていくというほうが効果的ですし、安全です。ときにはカウンセリングを中止しないといけないときもあるんですね。

咲　そうなんですか。

岡田　状況にもよりますけれども、そのかたのトラウマに関係するようなところに入り込んできたときに、ペースをすこし落としたほうがいい場合もありますし、希死念慮とかが強まってくる場合もあるんですね。

咲　ああ。私も自分の過去に立ち戻った話をすると、そのときはすっきりしたような気がしても、後からすごくふさぎ込んだり、不安定になったりしました。

岡田　そういうときはちょっと休みましょうと、一呼吸おいて、その間、医療だけでつなぐとか。患者さんがしんどくなりそうなときは短めの診療のほうが、本人にとっては楽な時期もあるんです。そこを加減しながらやっていく必要があります。

咲　患者さんのそのときの状態にあわせて、カウンセリングもやっていく？

岡田　それが理想ですが、いまの現状の医療の仕組みが、そういうことがしにくい状況にあるということですね。もともと心理の専門家（臨床心理士、カウンセラー）って、日本ではある意味、虐げられているというか、お医者さんばっかりが中心になってしまう、そういう悪しき伝統のようなものがあって。心理職は国家資格でもないままにされてきた。ようやく今度、国家資格ができることになりましたけど、施行されるのはまだ、二年くらい先です。そんな状況で放置されてきたっていうのもあって、心理のかたたちは、どうしても立場が弱いんですね。でも、ほんとうは、そういうかたがたの力が必要なんですね。ただ、境界性パーソナリティ障害とか、そういう問題を扱えるレベルの人は、まだカウンセラーでも少ないのが現状です。ですから、ある程度、指導しながら、カウンセラーさんをスーパーバイズしながら、やっていく必要がありますね。

医師との距離と信頼関係

咲　病院の先生との相性とかも大事かなって思うんですけれども。

岡田　ええ。

咲　私の場合、いまの信頼できる先生にかかって五年くらいになるんですが、最初からよかったわけではなかったんですね。最初の頃は、正直、病院に対してあきらめていたので、「もう行っても無駄だし、寝るために薬さえ出してくれたらいいわ」っていう感じでした。完全に心を閉ざした状態だったんですね。それこそ、よくないんですけれども、お薬をもらえそうな症状を並べて、実際、お薬を出してもらっていました。ただ、それからゆっくりゆっくり、何回も通っていくうちに、変わってきたんです。たとえば、私がどうしてもしんどくて行けないときに、夫が代わりに行ってくれて、そこで先生が「パーソナリティ障害っていうのは、薬だけで治すものじゃなくって、愛情をもらって生まれなおしていくんですよ」っておっしゃってくださったっていうんです。そんなふうに言ってくださる先生ってはじめてで……。そこから、ちょっとずつ心を開いていけたんです。いまは、その先生がいてくださるので、不安になったときとかも、抜け道になるアドバイスをもらったりして。いまは信頼できているんですけど、そうなるには時間がかかりました。病院のよしあしというか、自分との相性っていうのは、どの段階で判断すればいいんでしょうか。最初はやっぱり、お医者さんを信じていったほうがいいのか、合わないと思ったら別の病院を転々としたほうがいいのか、どういうものなんでしょう？

岡田　一〇〇パーセントを最初から期待していると、後でがっかりすることのほうが多いでしょうね。むしろ、だんだんと気心が知れてくるとか、信頼ができてくるとかっていうほうが、いいですよね。最初は、どうかなあという感じでいいと思うんですけどね。

咲　なるほど。最初から信頼できなくてもいいんですね。

岡田　もちろん、明らかにやる気がないとかね（笑）、いかにも面倒くさそうにするとか、そういう先生はやめておいたほうがいいですよ。誠意を感じられないようなかたはね。あんまり診る気がないんだと思います。やっぱり、境界性パーソナリティ障害とかは、すごく難しいっていうこともありますし、気長にかかわっていかないといけないということもありますから、ドクターのタイプによっては、自分はもう合わない、診たくないっていう人も、けっこういるんですね。診たくない人に診てもらっても、あんまりいい結果は期待できません。その人を病名でみるんじゃなくて、その人自身をみてくれるような先生がいいと思いますね。

咲　痛いほどわかります……。以前の病院で、私を「人」としてではなく、「病人」としてみてるなあ、と、つらかったことがあったので。

岡田　すくなくとも拒否感が起きない、誠意を感じられる、っていうところじゃないでしょうかね。まあ、そういう場合は少し続けてみて、様子をみるといいと思います。そこからだんだんと気持ちが通じるようになるか、それともあんまりそういう気持ちが生まれないか。ただ、そのへんも難しいですね。ある程度、時間が経ってから、なんとなく通じ合っていくような感じが出てくる場合もあります。咲さんは五年診てもらっているとおっしゃっていましたが、そういうふうに長く診てもらうっていうのが、実は、よくなるうえで、ひとつのポイントになるかと思います。

咲　それはどういうことでしょうか？

岡田　というのは、境界性パーソナリティ障害というのは、ある意味で、絆の病なんですね。人のことを心から信じられない、そういうところがいちばん大きな課題として、障害の中核部分にあるわけです。

咲　たしかに、医師に過剰に期待する反面、本当に信じていいのかと、つねに疑っていました。

岡田　愛着の部分が非常に不安定になりやすい、傷つきやすい。それがだんだん、相手が医師であったとしても、ひとりの人に対してほどよい距離で、安定した信頼関係を維持できるようになっていく。実はそのプロセスが大切なんですね。そういうところから、他者に対して肯定的にものをみられるようになれますし、人を信頼できるようになった自分に対しても、安心感が生まれてくるんですよね。そういう意味で、咲さんはすごくよかったんじゃないですかね。最初は「この先生どうかな」と思いながらも、あまり期待せずに通っていくうちに、かえっていい部分がだんだんみえてきて。

咲　治療を通じて、人を信じるというプロセスを踏んでいたんですね。

本人ではなく家族が病院に行く

岡田　それから、判断材料として、もうひとつ鍵を握るのが、家族が代わりに行ったときの先生の対応ですよね。この病気は、絆の病というか、絆の障害の部分があるわけですから、本人だけを診るよりは、両方に働きかけたほうがいいんですね。

咲　両方に働きかけるということを思っていなかったので、びっくりしました。家族が行ったら、診てもらえないとかっていうことはないいんですか。

岡田　最初から行くと、断られる場合はありますね。とにかく最初は本人が行ってね、ときどき家族しか行けないっていうことでしたら、それはＯＫです。そのときはむしろチャンスなんですね。ご家族のかたにその先生がいろいろと指導してくれたりね、支え方をアドバイスしてくれたりすることが、案外、本人にいったことよりも意味をもつことが多いんですね。境界性パーソナリティ障害のかたは調子に波があるので、行けないっていうことはよくありますよね。あまりそこをデメリットと思わずに、そういうときも代わりに親とかパートナーとか、恋人（家族以外の場合は委任状が必要なこともあります）のかたに行ってもらうっていうのは大事ですね。

咲　前に診てもらっていた病院は、そういうことをすると怒られてしまって。「本人が来ないと治療にならないから、必ず決まった時間に本人が来て」と。他にも、調子が悪くて診察日よりも早く行ったときも怒られてしまいました。そうやって怒られてしまうと、どんどん萎縮してしまって、「病気の私なんてダメなんだ」とか、「病人としての最低限のこともできない私はダメなんだ」

とか、なってしまったんですね。その先生に診てもらっているときは、ますます自己否定感がつのってしまって。でも、いまの先生は、行かない私も怒らないし、態度が悪い私も怒らないし、自傷した、暴力ふるったっていっても怒らない。「この人、いつでもどんなときでも変わらないな」って思うと、怖くなくなって、だんだん本音をしゃべれるようになっていきました。それにしても、家族が病院に行くって、とっても意味があることだったんですね。

岡田　実はね、本人を直接診るのと、家族だけを診るのとで、治療成績をくらべると、ほとんど変わらない。むしろ家族だけを診たほうが、うまくいく場合すらあるんですね。

咲　そうなんですか！

岡田　それくらい重要です。本人だけを診ていて、なかなかうまくいかなくて、仕方なく家族に来てもらって、ということがありますね。ところが家族を診はじめて、がらっと状況が好転し、いい方向にむかうケースは非常に多いんです。

咲　家族が知ってくれていることが、本人の安心にもなりますよね。

岡田　いままで心の病気というと、何かその人の問題ってとらえられていたんですけど、「絆の病」ということでいうとね、それはその人個人の問題というよりも、つながり方の問題なんですね。つながりですから、その人だけを切り離して、いくら治療しても、薬を飲んでもらっても、何も変わらないということになりかねない。それこそ病人の役割をひとりに背負わせることになってしまう。むしろ両方の関係の問題だっていうことですね。

咲　当事者と家族、両方に回復の糸口があるんですね。

岡田　そうですね。だんだんそういう認識をされるようになってきて、ようやくアメリカ精神医学会の新しい診断基準にも、「関係性の障害」というのが、まだ正式のものではありませんが、暫定的な病気のカテゴリーとしてとりあげられるようになりました。いままで精神的な病気というのは、その人が病んでいるとしかとらえられていなかったんだけど、実は関係の問題ということが、発想として出てきている。愛着の問題なんていうのは、まさに中心的なものだと思いますね。ですから、できるだけみんなが参加して、みんなで治していくっていうのが、ほんとうは理想ですね。

咲　家族にとっても、実は変わっていけるチャンスになる、と？

岡田　そうなんですよ。むしろ、実は家族のほうが深刻な問題を抱えていたりするんですよね。それをその子どもさんに押し付けているという場合も多いのです。子どもさんはそれを症状というかたちで出している。親は一見、ふつうにみえるけど、ほんとうに深刻な問題を抱えているのは親のほうだったりするんですね。ですから、家族がいっしょにその人の問題にとりくむことによって、親の人生も、よりバランスのいいものに変わるチャンスになる。家族の絆も深まっていく、そういうことがあるんですね。

コラム2　本来必要な治療を求めて――岡田尊司

木を見て森を見ずの現代医療

本来の医学は、病の症状の根底にある原因を突き止め、そこを改善することで、病を癒そうとします。ところが、薬という便利なものが発達したおかげで、おかしなことが起きるようになりました。原因がわからなくても、症状に対して適当にお薬を処方すれば、症状だけは改善してしまうのです。

たとえば、熱が出ているとします。熱の原因がわからなくても、解熱剤を処方すれば、とりあえず熱は下がってしまいます。あまり問題のない、放っておいても良くなるような病気であれば、それでもいつしか治ってしまうでしょう。しかし、肺炎のような病気になっているのに、症状だけ治そうとしても、病状は悪化するばかりです。せっかく病気の存在を教え、体が病原菌と闘おうとして生じていた熱だけを下げてしまうことで、かえって重症化させてしまうこともあります。

ところが、今日の心の医療では、こうしたことが起きやすくなっているのです。不眠や不安、うつといった症状は、とりあえず薬によって改善することが可能です。ところが、症状は改善しても、そもそも症状を引き起こしていた原因には手当てはされていません。結局、いつまでも薬を飲み続けるだけで、根本的な問題は何も変わらないということになります。薬を飲んでいるのに、段々状況が悪化することも多いわけです。

また、精神医療特有の問題として、症状での診断がまかり通るようになり、原因についての手当てをしようとしない医療が普通に行われているという事情があります。不安が強ければ、不安障害、不眠があれば不眠症、気分が落ち込めばうつといった症状がそのまま診断になって、そのことに疑問さえ抱かなくなっています。

しかし、そうした症状の根底には、職場での上司との関係が原因になっていることもあるでしょうし、完璧主義な性格や親からの虐待が原因となっている場合もあるでしょう。本来は、その部分に手当てし対処を考えることが必要なのですが、最終的な結果である症状だけを見て、そこだけに対症療法が施されるということが当たり前になっているのです。

本当に必要なのは、「絆の病」の克服

単なる不眠や不安であれば、それで誤魔化せる部分もありますが、自分に強い自己否定を抱え、自分を損なってしまう境界性パーソナリティ障害のような難しい状態になると、そうした方法では、まったくお手上げです。境界性パーソナリティ障害の場合、うつや不安障害、睡眠障害といった問題だけでなく、ＡＤＨＤ（注意欠如・多動性障害）や依存症、摂食障害、解離性障害といった診断がつくことも珍しくありません。診断名ばかりが、ずらっと並ぶわけです。その治療を別々の医者から受けているというケースさえあります。症状だけを追いかけていたのでは、木を見て森を見ずになってしまいます。結局、大本で何が起きているのかということを、トータルでみる視点が必要なのです。そして、それを可能にしたのが、先に述べた愛着障害という視点です。愛着障害が

あると、境界性パーソナリティ障害も含めて、それらすべての障害が起きやすくなるのです。

そして、何よりも、境界性パーソナリティ障害を、愛着障害として理解し、それを改善する手立てを行うと、他の方法では、どうにもならなかったようなケースも、改善が得られやすいのです。

愛着障害だということは、言い換えれば「絆の病」だということです。それは、本人だけの「病気」というよりも、多くの場合は、本人と親との関係に遡る問題だということです。親との関係で乗り越えられなかった課題が、他の人との関係で繰り広げられているのです。問題が、そこにあるとしたら、各症状を薬で誤魔化すことは、本来の回復から遠ざかることだと言えるでしょう。なぜなら、課題の存在を知らせ、それと闘おうとしているから症状が出ているのです。境界性パーソナリティ障害は、不安定な絆しかもてなかった人が、確かな絆を手に入れようとして必死にもがいている姿そのものなのです。症状だけを薬で止めてしまうことは、その回復の機会を奪うだけでなく、薬物依存といった、もっと厄介な問題を引き起こすことになりかねないのです。

第3章

「絆の病」と家族

優しさが病を癒す

岡田　咲さんの場合は、やはりお父さんから常に怒られてきたのが、ひとつ大きな要素になっていますよね。境界性パーソナリティ障害をつくっているいちばん根本の問題から考えると、愛着が傷ついて、安心できる人との関係がもてなくなってしまう、いちばんダメージになっている部分だと思いますね。いつも否定されたり、叱られたり、ネガティブなことをいわれ続け、しかも感情的に否定されるという。

咲　はい、そうだと思います。

岡田　そういう、怒るとか、責めるとか、その反対はね、私はやっぱり、優しさだと思うんですよ。けっきょく、この病を癒すうえで鍵をにぎるのは、ひとつは優しさです。その優しさとは何かというと、それはやはり、相手の悪いところも受け入れるということじゃないかなあと思うんですね。たとえばお母さんが子どもに優しいというのは、子どもがいうことを聞かなかったりしても、それも含めて大事に思うっていうことですよね。それと同じように、咲さんの先生がね、ときどき来られなかったり、悪い部分を出してても、受け止めてくれる。そこはやっぱり優しさ。優しさがあるから、だんだん絆が生まれる。相手を赦し、ありのままに受け入れるっていうことですよね。それはただの言葉のあやじゃなくて、実は生物学的な仕組みとしてあるんですね。そういう優しさが、われわれのなかにあるオキシトシンという愛情ホルモンを活性化させるんです。それが愛着を育むという、根底にある仕組みと直結しているものだと思いますね。ですから、咲さんとその先生との関係、プロセスにはすごく意味があるんですね。

咲　そうだったんですね……。私はずっと生きづらかったんですけれども、ある時期から、まわりの人の優しさにすごく助けられてきたと思います。三年ほど前、うつで外出もできなくなったことがありました。久しぶりに夫の実家に帰ることになっていたので、「実家にも帰れないなんて、私は嫁としてだめなんだ」と不安になっていたんですけど、がんばって帰ったときに彼のお母さんが、「セリさーん」って手をひろげて、ぎゅっと抱きしめてくれたんです。「えらかったね、つらかったね」って背中をさすってくださって。しかもそのあと、毛布にいっしょにくるまって、絵本を読んでくれたんです。そのとき、いままで自分がもらえなかったものを、もらったような気がして。それを境に、急激にうつの状態もよくなっていきました。

岡田　そういう優しさをもったお母さんに育てられた旦那さんなんですよね。そういう人と出会えた、それはすごく幸運だったですよね。

咲　そうですね。

岡田　旦那さんは、もちろん優しい？（笑）

咲　はい。私が最悪の状態のときも、いい調子のときも、変わらずそばにいてくれました。ほんとうに、いつまでたってもいっしょにいてくれるんだ……って。もう、試しきったんでしょうね。そしたらちゃんと安心できて。同時にそのころから、自分が大切な存在なんだって実感できるようになった気がします。子どもの頃や援助交際をしていたときは、「自分を大切にして」と母にいわれても、「私の体は私のものでしょ？　そもそも、私自身、大切にされたことないし」と思っていたのですが。

自殺未遂からの逆転

咲　私はいまも病気をもっていると思うんですけれども、薬を飲みながらではあるんですが、とても調子がいいんです。よくなったきっかけは、ちょうど三年前かな、二三歳のときにけっこう大きな自殺未遂をしまして、真夜中に高層住宅から飛び降りようとしたんです。でも決心がつかなくって、どしゃぶりの雨のなかをふらふら歩いてたら、まったく知らないかたが車で通りかかって、「話だけでも聞かせてもらっていい？」って。話を聞いて家まで送り届けてくださったんです。そのとき、「私はもしかしたら死ねないんじゃないかな」って。「これだけしても死ねなかったっていうことは、もしかしたら誰かに生かされているのかもしれない」って感じたんです。それと、私が家に戻ったら、彼がすごく喜んでくれたことですね。彼は、私がとうとう死んじゃったって、思ったらしいんです。それと同時に「生きることが苦しいセリを生かすことは、それは自分のエゴかもしれない」と、私の死を受け入れようとしていた、とも。

でも、戻ってきてくれてすごくうれしかったって、涙ながらにいってくれて。

その瞬間、私は生きたいって、強く思ったんです。これまで私は、彼が〝死にたい私〟もぜんぶ受け入れてくれているって思っていたんですが、でもほんとうは傷つけてたんだって気づいて。これからはちゃんと、何がなんでも生きていって、彼を安心させたいって思ったんです。そこから天地がひっくりかえるように、生きやすくなっていきました。

岡田　それは究極の境地というか、なかなか行き着けないところではあるんでしょうが、ほんとうによくなるかたっていうのは、そういう大逆転、大どんでん返しがあるのかもしれませんね。この障害を抱えていらっしゃる多くのかたは、自分はほんとうは死にたいんだけど、みんなが悲しむから死ぬことができない、仕方なく生きてあげてる、そういう消極的なかたちでしか自分の生を肯定できないんですね。しぶしぶ、仕方なく生きている。ところが、どん底をきわめるような体験とか、あるいはそういうときに優しくされた体験とかね、あるいは誰かが自分の身代わりになるような出来事とかが起きるとか、そういう体験がひとつの啓示になって、自分は生きなきゃとか、自分からすすんで生きたいっていう気持ちになる、そういう逆転がおこる瞬間があるのかもしれませんね。

咲 そうなんですね。私も、それをきっかけに、私は、いままでほんとうに死にたかったんじゃなく、生きることを自分に許してあげられなかったんだって気づきました。子どもの頃から、私がいるから家族がうまくいかないんだって思っていたので。私は生きていてはいけない子どもなんだ、と。でも、ほんとうは、ずっと、生きたかったんです。

「認知のノート」と衝動の名付け

咲 その頃から、とにかく生きるためには自分の病気を知らなければいけないなって思うようになったんです。すごく本を読んだり、勉強を始めて。友だちに岡田先生の境界性パーソナリティ障害の本を教えてもらったのも、その頃でした。読んだら、まるごと自分と重なるし、私自身のつらかった部分っていうものを代弁してくださっているような気がして、ものすごく救われました。あと「認知のノート」って私は呼んでいるんですけど、過剰な反応に陥ったきっかけはなにか、とか、自動思考とかを書くというのがありましたよね……。

岡田　ええ。

咲　そういうノートを、私も書くようになったんですね。そしたら積み重ねるほどに楽になって……。私は、何かショックなことがあると、基本的にワーッとなって、自傷や暴力をふるってしまっていたんですけど、ワーッとなるときにまずは書いておく。それをあとからみると、「ああ、そんなたいしたことじゃなかった」、「また同じようなことに陥ったけれども、今回は乗りきれた」っていうことがわかってきて、自分をコントロールするうえですごく大事でした。あのやり方はみんなやったらいいのになって。

岡田　境界性パーソナリティ障害のかたは、調子が悪いときほど、その瞬間瞬間に生きているんですよね。だから、ふり返るとか、思い出すというのが苦手で、そのときワーッとなっちゃうんだけど、あとで考えたら、なんでそうなったか、よく覚えていないとかね。そういうことも多いんですけど、ノートをつけていくうちに、だんだんとそういうことをよく思い出せるようになっていくんですね。そうなると不思議と行動が変わってくる。

咲　ええ、そうなんです。あと、自分が繰り返しがちな衝動に「〜病」って名前をつけるといいっていうのも、ありましたよね。

岡田　ええ、あります。

咲　私の場合、名前をつけると、「私なんかやっぱりいらない人間なんだ病」をかかえていて（笑）。

岡田　ネーミングがうまい（笑）。

咲　何かというと、すぐそうなるんですよね。彼がため息ついたら、ああ、私がいるから彼を不幸にしてるんだ、私なんてやっぱりいらない人間なんだって。「いらない人間病」がまた出た、また出たって思うと、なんかユーモアをまじえて自分をみれるというか（笑）。

岡田　そうですよね。自分を客観視できるということが、ユーモアにも通じるんでしょうね。

咲　自分のことをそれくらいから笑えるようになってきて、また何か問題のある行動をしても、ああ、また私なんかやっちゃったっていう感じで。笑えるって強いですね。

岡田　一歩下がった目で自分をみられるようになったということですね。

咲　その自殺未遂をきっかけに、それまでは「ちゃんとしたいい子の自分じゃないと生きてちゃだめだ」って思ってたんですけど、ほんとうにぼろぼろの状態で、知らない人にたすけられたんですね。雨に打たれて、眼鏡もなくなってて、メイクもしてないし、眉毛ない状態で、酒飲んで薬飲んで、ウワーッて感じで。居酒屋さんを経営されている男性とその従業員の女性ふたりだったんですけど、「ええ〜、おふたりはつきあってるんですかあ〜?」って（笑）、いきなりわけのわからないことをいうくらいぼろぼろの私でも、誰かがたすけてくれるんだって思ったら、もうなんというか、怖いものがなくなりましたね。私は相当、ぼろぼろだけど、生きてていいんだって。そういう意味でははじめてありのままの自分を受け入れることができたのかなあって思います。

岡田 うんうん。

咲 昔はずっと「自分なんて生きる価値がない」と思ってたけど、生きることに、価値はいらないんだって。無力を受け入れたら、強くなりました。

「生まれなおし」の儀式

咲 実は、ちょっと話すのが恥ずかしいのですが（笑）、夫が毎朝やってくれていることに、生まれなおしの儀式というものがありまして。

岡田 へえ、それはどういう……？

咲 私が起きたときに、夫が「生まれてくれてありがとう」っていってくれるというものなんです（笑）。なんか、そういうことをやってもらったのも、すごく包まれているというか、肯定されているというか、そういう気持ちになりましたね。

岡田　お父さんお母さんがやりたりなかった部分、やりそこねた部分を、旦那さんがやってくれているんですね。それはなんで思いつかれたんですか？

咲　生まれなおしの儀式ですか（笑）？　いまの主治医がいってくれた「薬で治すんじゃなくて、愛情をもらって生まれなおしていくんですよ」っていう言葉から、あみ出されたんです。じゃあ、生まれなおすってことは、毎日生んでもらえばいいんだってなって（笑）。朝起きて彼を呼んだら、彼が来てくれるんですけど、私、彼のおしりから生まれることになってるんです（笑）。で、おしりのうえに頭をのせて、どんなふうに生まれるのかを話してもらって。きょうの私の卵の色は何色なのかを聞いて、きょうはピンクだよとか、名前はなんていうの、桃ちゃんだよとかって名前までつけてもらって。最終的にきゅぴーんって生まれて、「生まれてくれてありがとう」って……ああ、めっちゃ恥ずかしいです。

岡田　はは（笑）。

咲　この儀式をはじめて、しばらくしたらすごい自己否定感が減って。

岡田 ああ、減りましたか。

咲 これもうぜひ、世の親御さんがたはやってあげてほしいなと。友だちのお子さんで、まだ三、四歳の子がいるんですけど、その女の子が境界性パーソナリティ障害っぽいらしくて、かなり癇癪とかがあるみたいなんですね。お母さんが、生まれなおしの儀式をその子にやってあげるようになって、かつ、お母さんもその子から生まれるようになったんですよ。双方が生まれなおしの儀式をやり合ってたら、なんかちょっと落ち着いてきたっていってましたね。

岡田 いちばんの原点のところに戻って、甘えながら遊べるっていう感じがいいですよね。

まわりに甘えていい

咲 やっぱりまわりの人の対応っていうのはすごく大事ですね。

岡田 そうですね。自分ひとりで克服するっていうのはほんとうに難しいですね。そういうことをされる人もなかにはいると思いますけど、現実にはなかかなか難しい。自分ひとりでがんばって克服したとしても、やっぱり孤独な生き方になっちゃうと思うんですね。誰かに共有してもらって、いっしょにそのプロセスを通過してくれる人がいることによってね、ほんとうの意味での人への信頼感が生まれてくるんですね。本来の回復というか、その人らしい生き方を取り戻せるんだと思いますね。

咲　心の病気とか生きづらさを抱えている人って、どこか「ひとりでちゃんとしなきゃ」とか、「強くならなきゃ」って思いがちですよね。心を病むということが、世間から「弱い」と思われがちだというのもあると思います。そしてすごくがんばっていらっしゃって。そのつど、そんなにがんばらなきゃいけないのかな、人に甘えてもいいんじゃないかなって思うんですけど、気軽には言えないですよね。私もずっとひとりでなんとかしなきゃと思っていたので。

岡田　そうですね。甘えられない人がやっぱり無理をして、自分でぜんぶ抱えて、うつとかにもなりやすいっていうのはありますよね。

咲　私の場合、最近は自分を理解してほしい人には、自分の症状をまとめた紙を渡しているんです。まわりもどう接していいかわからないと思うので、「わかって！」「たすけて！」ってただ思うだけじゃなく、具体的に何に困っていて、どういう問題を抱えているのか、どんな手助けをしてほしいのか。それから、自分のことを伝えるということでいうと、あるとき、岡田先生の本を母に渡したんですよ。「私はこれだから、読んでください」って。私は病気になって、特に母にはすごく当たってしまっていたんですね。でも、わかってほしかった。母は読んでくれて、それまで私に対して腫れ物にさわるような感じというか、どうしてこうなるのかわからないってなっていたのが、理解してくれたみたいで、うまく接してくれるようになって。変わっていく母をみて、私も変わりたいと思えました。それに父も、私が書いた本を読んでくれていて……。性依存のこととかも書いてるのに、父は「どんなセリもセリだ」って言ってくれたんです。小さいころから欲しかった愛情をもらいなおせた気持ちになりました。

甘えられる環境をつくる

岡田　甘えられるようなお膳立てをする、あるいはセッティングをするというのは、我々のすごく大事な役割だと思っています。たとえば、いろんな問題を抱え込んでしまっている子どもさんのことを、まったくわかっていない、理解できていないお母さんがいたとしますよね。そのお母さんは、「昔は優等生だったのに、この子ダメになっちゃった」みたいな感じでしかみていなかったとしたら、子どもさんがいくら甘えようと思っても、甘える気にはなれないですよね。怖くて甘えられない。そういう冷たい氷のようなお母さんから、温かい、ある程度やわらかいお母さんに戻ってもらわないと、子どもも甘えようがありませんからね。だから、そういうちょっとした取り持ち役といいますか、そういうことをすることが、私たちの役割のひとつとして、必要なんだと思っています。

咲　本人ではなく、お母さんのほうを変えるんですか。

岡田　そうですね。まあ、多くの場合は、直接お母さんに甘えられないから、その中間の存在として、恋人とかパートナーの人に甘えようとするわけですけれども。それも大事なんですが、もしもお母さんが元気で、ご自分でも変わる気があれば、あるいはまたそういう時期であれば、そのへんの関係も改善しておくと、さらに楽になるんですよね。

咲 私の場合、いろいろな人がかかわってくれて、私よりも私のことを甘やかしてくれたんだなと思います。あるがままを認めてくれて。たとえば、まだすごく境界性的なものが強かったときに、友だちとちょっと仲たがいをしてしまい、完全にパニックに陥ったことがあったんですね。そのときの私は、友だちを殺したいって思ったんですよ。もう、私の思いを聞いてくれないんだったら、死んでしまえばいいって。でも、それが現実的にできないって気づいたときに、じゃあ、自分が死んだらいいって追い詰められて。もう、どうやって死のうかってウワーッて考えてたときに、彼が抱きしめてくれました。そのとき、ようやく私、「死にたい」って口に出せたんですよ。その当時、例の自殺未遂のあとでしたから、「ちゃんと生きようって決めたのに、また私死にたいって思っちゃった」「なんてダメなんだ」って思ったんだけど、彼がずっと抱きしめてくれてたので、だんだん、「ああ、私、ほんとうは生きたい」「死にたくない、助けて」って、いうことができたんですね。すると、その日は自傷することも暴力をふるうこともなく眠りにつけたんです。後日、そのことを別の友だちに話したんですね、死にたいっていったこととか、でも、生きたいっていったこととか。昔の自分だったら自分のネガティブな部分って、人に話せなかったと思うんです。ネガティブな自分なんて人に嫌われる、迷惑をかけるだけだと思っていたから。だけど友だちは「生きたいってだけじゃなくて、その前の、死にたいっていう感情もいえて、偉かったね」っていってくれたんですね。そのとき、びっくりして。「生きたい」って最終的にいえたことだったら、ほめてもらえるかなって思ったんですけど、「死にたい」なんて、いったらいけない感情だと思っていたんです。でも彼女は「その死にたいも、セリさんの大事な感情でしょう」って。はじめて、「死にたい自分」も含めて愛せたというか。

岡田　ありのままの自分をだんだん受け入れるようになったんですね。

自分を愛しなおすということ

咲　そのくらいから自分をほめる練習も始めました。だからいまは、目が覚めたらそれだけでほめるんですよ（笑）。ちゃんと起きられたねえ、えらいねえって。顔洗ってえらいねえとか。ご飯作ってえらいねえとか（笑）。よく、「自分を愛する」ということをいいますよね。でも私は、自分の愛し方なんてわかりませんでした。だって、私は親からも愛情を受け取れなかったし、いじめも受けたし、人に愛されるような自分じゃないのに、どうやってそんなダメな自分を愛せっていうんだって思っていたんですね。でも、愛することはわからなくても、自分をほめることはできるんですね。そうするうちに、あ、これでいいのかなあって、ちょっとずつわかってきた。そしたら楽ですね。

岡田　そこには咲さんを支えてくれる旦那さんがいて、友だちもいて。ありのままの自分をさらけ出しても、受け止めてもらえるっていう安心感があるんですよね。それがだんだんと自己肯定に変わってきた面もあるんですかね。

咲　そうですね。愛し方をまわりに教えてもらったみたいな。

岡田　うん、そうですよね。不思議ですよね、まわりがしてくれたように、自分もだんだんできるようになっていく。

咲　そういうことが子どものころにできてたら、いちばんよかったのかなあ。

岡田　ありのままの自分を出せて、それを認めてもらえて、そのまま愛される、そういう体験をして育った子は、そうなんでしょうね。子どもの頃、それができなかったけど、そのぶん、いま、だんだんとね。

咲　大人になっても生まれなおせるし、自分を愛しなおせるし、やりなおせるんだなあって。

岡田　うんうん。それはむしろ、大きな希望ですよね。

マインドフルネスの効果

咲　ところで岡田先生の本にも書いてあったんですけど、マインドフルネスとか、グラウンディングという治療法がありますよね。ああいうものはどうなんでしょうか？

岡田　マインドフルネスはいま、けっこうブームになってきていますね。マインドフルネスっていうのは、もともと瞑想からきている心理療法ですけど、それもやっぱり、ありのままの自分を感じるっていう……。

咲　その瞬間、瞬間の自分を……。

岡田　ええ。単に思考とか頭で感じるんじゃなくて、からだで感じるというのを大事にする方法ですね。そういうところから、呼吸とか、からだの感覚とか、いま不安を感じているとか、このへんがだるいとか、かゆいとかね。そういう感覚もそのまま大事にして、受け入れることを普段からやっていく。そうすることで、たとえ何か苦しい体験をしても、「こんなふうになっているのはダメな自分だ」とか、「自分がダメだからこんな目にあっているんだ」とか価値判断をせずに、ありのままに受け入れられるようになるという考え方ですね。たしかに、つねに「ねばならない」で価値判断してしまって、自分の理想の状態に比べたらダメだと思ってしまうような境界性的な状態を克服するうえでは、ひとつのよい方法だと思います。

咲　私もときどき、自分なりにやってみるんですけど、たしかに、いろいろぐちゃぐちゃ考えていたのが、ただただ「足、かゆいな」ってなったら、わりとシンプルに自分を受け止められるというか。クセづけると、パニックを起こす前に、それをやっといて、ちょっと元に戻れたりしますね。

岡田　境界性の状態のときには、自分が疲れているとか、風邪を引いて具合が悪いとか、眠いとか、そういうことがそのまま「自分は不幸だ」とか、「自分なんかダメだ」みたいな気持ちになってしまうんですね。そういう勘違いしちゃう部分……、なかったですか？

咲　あります、あります（笑）。私、疲れてると、すぐ「死にたい」ってなるんです。かつては、「死にたい」って思ったことを「あ、死にたいんだ」「死のう」ってそのまま（笑）。でも、実はたいてい、ただ疲れていただけなんですよね。最近、それに気づいて、あ、この「死にたい」って、また「死にたい病」が出てるだけだ。きっと疲れてるんだなって、休んだりとか。

岡田　うん、そうですね。そういうふうに自分の感覚をそのまま受け入れられるようになる。「ああ、疲れてるんだなあ」とか、そういうことも悪いことじゃなくて、そのまま受け止めて、「疲れてるから何もかもいやになってるんだなあ、それで死にたくなってるんだ」っていうふうに受け入れられると、あんまりそれ以上、悪循環を起こさなくなりますね。

咲　私は、自分のからだに対してすごく鈍感なんですよね。たぶん、それは小さいときに、父が怒っているときにお腹が減ったなんていったら、そんなことぜったいゆるされないって思っていて。お腹が減ったのも忘れて、のどが渇いたとか、眠いとか、トイレに行きたいとか、ぜんぶなかったことにして生きていたような。自分がのどが渇いていることに気づかないんですよね。いまだに。

岡田　つねに自分の感覚、感情を押し殺してしまっていたんですね。自分よりもまわりのことをつねに意識していたんだと思いますね。

失感情症を癒す

咲　最近、心もそうなんですけど、手とか、足とか、胃袋とかにも気持ちがあるような気がして（笑）。ああ、お腹が減ったんだなあ、そうかそうかって。私、お腹が減ると機嫌が悪くなるんですけど、ちょっと前までは、なんで機嫌が悪いのかわかんなかったんですよ。でもいまは、「あ、お腹が減ってるんだ」（笑）と。気づくと簡単ですよね、ご飯食べればいいので。

岡田　精神医学ではそういうのを失感情症っていうんですね。子どもの頃に過酷な体験をすることが、ひとつの原因になるといわれています。自分の感覚に対して、感じるのをやめてしまうんですね。咲さんは、そこに血が通いだして、自分の感覚、感情を味わえるようになったのかもしれませんね。

咲　自分の感情とか、わかってしまえばたいしたことないんですよね。だいたい、なんとかできることなので。

岡田　そうです、そうですよね。気分や感情にすごく左右されてしまうっていうのが、いろんな問題をこじらせてしまう要因になりますよね。せっかく何かいいことを考えていても、ぜんぶもう、くつがえっちゃうみたいな。感情や気分の力って、潮の満ち引きみたいに、すごく強いので。でも、それをね、そういうものとして受け止めるようになると、何か変わってくるんでしょうね。

咲 むかしは自分の感情すらコントロールしないといけないと思っていて、怒ったり、悲しんだりっていうのも、「いけないこと」だって思っていたんです。だから、怒りや悲しみの感情がわきあがると、それを抑え込もうとして、でも抑え込めなくて、かえってパニック状態になってしまったり。

岡田 ああ、なるほど。

咲 いまは、怒りの感情とかって、ぜったいに出てくるもので、それを殺すほうがおかしいんだって気づいたので、最近は、すぐ「こいつむかつく」って、いっちゃいます（笑）。「やりたくなーい」とか。とにかく愚痴を吐くようになって。むかしは愚痴を吐くなんて死罪（笑）っていうくらい、あってはならないことだったのですが。

岡田 ふだんは完璧に抑えてて、それが何かの拍子にこう……。

咲 そうですね。たまりにたまって噴き出して、自傷したり暴力をふるったり。その噴き出すきっかけがあまりに小さなことで、まわりがびっくりしてしまうんですけど。それこそ実はお腹が減っていたとかだけで、人をすごく罵りはじめたりとかしていたので。

岡田　ずっと押し殺していた部分があったんですね。

咲　そうですね。そういうのも最近は押し殺すのをやめて、小出しに（笑）。

岡田　できるようになった？

咲　はい。愚痴っぽい子になりました（笑）。生きづらさを抱えてる人って、「なになにでなければいけない」とか、「こういう自分はいけない」とか、「いい子の自分じゃなきゃいけない」とか、「疲れたなんていっちゃいけない」とか、「いけない」がいっぱいあるんですよね。そういう「いけない」をなくしたら、すごく楽になる。

「よいこと」に目がいくようになる

岡田　咲さんはすごく視点の切り替えが上手な気がしますね。行き詰まってても、ぱっと切り替えたりとかが。

咲　おお（笑）。

岡田　そういうことが上手になったと、それはないですか。

咲　ああ、そうですね。最近は、いい意味であきらめている感じがあって。自分ではどうしようもないことも、まわりがどうにかしてくれるかもしれないって思ったり。いまはそういうときじゃないんだって思ったり。それはあるかもしれないですね。

岡田　なるほど。じゃあ、自分がなんとかしなきゃっていうのは、そのへんはもう……。

咲　抜け出しました（笑）。

岡田　ああ。そうですか。

咲　むかしは、「人との予定があるのに雨が降った」というのも自分のせいとかって思って（笑）、何ごとも自分が完璧にコントロールできなければ、いらない人間になってしまうと思っていたので。

岡田　そこは境界性パーソナリティ障害を克服していくうえでのひとつのポイ

ントですね。調子がよくないときには、どうしても悪いところに目がいってしまう。外からみるとけっこうやれているのに、一〇回うまくやれていても一回失敗したら、もうそれでぜんぶだめだみたいに思ってしまう、とかね。

咲　わかります。

岡田　だけどだんだん変わってくると、いいところのほうに目が向くようになる。そこが克服のひとつのポイントだといわれますけど、どうですか?

咲　そうです。まさにそんな感じで。講演とかをさせていただくことがあるんですが、ひとりくらい聞いてない人がいるじゃないですか。むかしはたったひとり聞いてないだけで、もうこの講演は失敗だ、私はいらない人間だってなっていたんですけど、最近は、「ひとり以外、聞いてくれてる、すごいなあ」とか、「そのひとりも会場から出て行かない、わざわざいてくれて、ありがとう」って思いながら、いい部分をみれるようになって。

岡田　それはなぜ、変わってきたんでしょう。

咲　だんだんと……、ですね。大きかったのは、岡田先生のあの、認知のいろいろ書いていくやつですね。それを書いてたら、いままでとにかく悪いことにばっかりとらわれていたのが、「でも、こうだったのかもしれない」っていう、別の視点を書いていくじゃないですか。それをしているうちに、悪い自動思考の部分をすっとばして、いい合理的思考の部分に飛べるようになったんです。その訓練を繰り返していたら、最近は、いいところまで簡単にいけるようになりましたね。

岡田　わざわざクレバスにはまらずに（笑）。

咲　はは（笑）、はい！

岡田　ぴゅっと飛べるように（笑）。

咲　ぴゅっと飛べるようになりました。

眠りのなかで癒される傷

咲　あと、私はほんとうにストレスに弱いみたいで、ちょっと眠れてないとか、ちょっといやな仕事を抱えてるとか、ささいなことで「死にたいさん」が現れてしまうんです。だから、ストレスをかけないように、自分のリズムをすごく大事にしています。ただ、それが、一般的にはどうなんだろうっていうリズムなんです。夜の一〇時に眠りについて、昼の一二時まで寝てるんですよ。ほぼ一四時間寝ていて。あと仕事も、だいたい二時くらいから始めて、五時、六時にはやめて、っていうような感じです。世間的にはどうなんだろうっていう生活なんですけど、これを毎日ちゃんとしていると、すごく状態が安定するんですよね。なのでもう、自分のペースを守っていいのかなあって思ったり。

岡田 境界性のかたは、ロングスリーパーが多いように思いますね。たっぷりめに眠ったほうが、気持ちのバランスを保ちやすくなるんじゃないですかね。疲れることに、ちょっと過敏な部分があるんだと思うんですね。眠りって、やっぱり癒してくれるじゃないですか。何かこう、孵卵器《ふらんき》のなかで卵をかえすみたいな（笑）……。

咲 包まれているみたいな、はい。

岡田 そのなかへもう一回、入ったみたいなね。長く寝ている間に、心の傷もまた癒されて、もう一度生まれてくるみたいな感じなのかもわかりませんね。

咲 前、別の病院に行ったときに、とにかく心の病気の人は早起きをしなければいけないっていわれていたんですね。朝、太陽がのぼるのと同時に起きて、お日様の光をしっかり浴びて、ご飯もしっかり食べて、運動もしてって。私、運動が大嫌いなんですけれども（笑）。そんなふうにいわれていたので、ちゃんと規則正しい生活をしなければいけないのかなって、自分を責めていたんですが。最近はもういいやって思って、やっちゃってますね。

岡田 その人に合ったリズムっていうのが、あるんじゃないですか。五時間で十分な人と、一二時間とか一四時間とか寝ないと調子が悪い人と、明らかにいますからね。とくにいまは、そうやって癒しのプロセスがすすんでいってるんだと思いますね。

咲 自分のリズムを見つけるっていうのは、大事なんですね。

岡田 大事ですね。

人との距離、動物とのかかわり

咲　あと、さっきの話とも少し関係するんですが、状態が好転した理由の中に、人とのちょうどいい距離感をとれるようになったこともある気がします。距離をとるっていうと離れるという印象がありますが、私の場合は、まずは距離をつめるっていうところからはじまって。彼のお母さんのこともそうなんですけど、思う存分甘えきって、安心して、子どもがそうするように次は自分で立って、外の世界に行けるようになった部分が、すごくあります。

岡田　そうですね。だからけっきょく問題の本質は、距離の近いね、ほんとうに安心できる密着した関係が不足していたというのが、いちばん大きかったんだと思いますね。ですから、そこを十分に充足させることが重要です。ただ、そういう密着した関係を許してくれる人、そういう優しさを十分に備えた人はなかなかいないんですよね。

咲　そう、いない！（笑）

岡田　本人の求める気持ちは、赤ちゃんの頃のような、ほんとうにすべてを欲しいくらいの切実なものですから。それに応えるというのは、並の覚悟ではなかなかできない。けれども、どうしても、まだそこまでの関係になっていない人に、それを求めてしまうわけですね。最初のうちはいいことをいってくれても、だんだん重荷になって、逃げ出してしまったりとか。それでよけいに傷ついてしまう、そういうことがありますよね。

咲　私も夫と出会うまでは、その繰り返しでした。そのたび「また捨てられた」「私は捨てられる運命なんだ」って。ちなみに逃げ出さない距離といえば、その前の、猫との出会いも大きかったんです。猫が私を信じてくれて……。

岡田　それはどういう？

咲　夫と同居して猫を飼うようになったという話をしましたが、その後にもう一匹、我が家に来てくれた猫がいたんですね。たまたま拾った猫なんですが、猫エイズと白血病にかかっていて、いつ死ぬかわからないという状態でした。外にいたときに虐待を受けたみたいで、手をかざすとビクンってなるほど心の傷を抱えた子で……。でも、手術が終わった後、また逃げ出すかなあと思っていたら、私のお腹のうえにのってきてくれたんですね。ぐるぐるぐるぐるのどを鳴らしてくれて。当時、私は病気がひどくて外にも出られないときだったんですけど、こんなに何もできない自分を、この子は頼りにしてくれるんだって思ったら、胸がいっぱいになって。この子を生かすために、私もなんとか生きていこうって思えました。なんとか仕事もして、お金もためて、ご飯も食べさせていこうっていうような気持ちになれて。何もできない自分を受け入れてくれた、そう思えた最初は猫だったんですよね。動物っていうのも、大きいのかなあ。

岡田　そうですね、人間にいっぱいいっぱい傷つけられて、すぐには人間を信じられないということもありますよね。そういう場合、動物に救われる人っていうのは、けっこう多いと思いますね。

咲　ああ、やっぱり。私のまわりも、いっしょに暮らしている動物がいるから生きていけるというかたがたくさんおられます。

岡田　猫であっても、犬であっても、人間とおなじ愛着システムをもっているんです。オキシトシンという人間と同じホルモンをつかって愛着を育みますから、仕組みは共有しているわけですね。だから我々は猫をなでても、犬をなでても、人間をなでるときと同じようにかわいいと思うし、我々がかわいいと思うだけじゃなくて、なでられた猫や犬も、人間と同じように気持ちがよくなるし、何か労られているような気持ちを味わえるわけですね。むしろ余計な知恵が働かないぶん、愛着の部分だけを癒すという意味では、非常に重要なかかわりかもわかりません。たとえば、親から虐待されて傷ついた子どもさんが自暴自棄な犯罪をおかしてしまって誰にも心を開かなかったのに、飼っていたハムスターとかね、そういう動物の世話をするなかではじめて心を取り戻すという現象が起きるのも、やっぱり同じことだと思いますね。

互恵的な愛着の仕組み

岡田　愛着という仕組みの不思議な点は、自分が大切にされ、優しくされることによっても活性化されますし、元気にもなれるんですけど、自分が自分を頼りにしてくれる存在をかわいがったり、世話をすることによっても活性化するという、そういう互恵的な仕組みになっているっていうことなんですね。

咲　愛されたいって思うだけじゃなくって、愛そうって思うことも、心にすごくいいことなんですね。

岡田　ええ、そうなんですよね。どうですか、愛そうというのは、その猫ちゃん以外に？

咲　そうですね。やっぱり、夫ですね。自殺未遂を最後にやった後で、彼に話を聞くと、「いっしょに年をとっていく未来を思い描けなくなった」っていったんですね。私が死にたい、死にたいっていうたびに、むかしはいっしょに生きて年をとってって思っていたけど、それができなくなったって。あのとき、私はこれから彼をちゃんと愛して、生き抜いて、彼が未来をまた思い描けるように、おじいちゃんおばあちゃんになれるようにしたいって、強く思いました。そして、愛したいって思ってから、不思議なことに、自分も愛されてることに気づいて……。

岡田　そうですか。いままでずっと無条件に、自分を愛し支えてくれていた人がね、何かでふとすごく傷ついていて、ああ、この人は別にスーパーマンじゃなくて、一生懸命、私のためにがんばってくれていたんだ、でも、私のことでこんなにつらそうにしているんだって、そういうことに気づいた瞬間に、何か変わることもありますね。

咲　こんどは私が愛する番だって、思いました。これまで愛されたい、愛されたいってばっかりのぞんでいたので。あと、愛情の振り分けができるようになりました。いままでは、とにかく触れあった人に百点満点の愛を求めていたんです。恋人でも友だちでも、私だけをみてほしい、と。だから、友だちと連絡がとれないと、とたんに「もう私のことなんかいらなくなったんだ」とか追い詰められていたんですけど、最近は、ひとりが一〇点ずつくらいもっていて、それが一〇人くらいいてくれたらそれでいいやって思えるようになって。忙しい友だちがいたら、「自分をみてくれない」じゃなくて、「いまは、仕事が忙しいんだな、それなら私は、それを支えられる立場にいて、疲れたら、何かいってきてくれたら、それを私もサポートできたらいいな」って思えたり。

岡田　飢餓感にとらわれているときって、いくら自分がもらっても、満たされないんですよね。誰からも一〇〇パーセントを求めてしまうとかね。

咲　もらえないと、ちょっともらえなかっただけなのに傷ついて。死にたいとか。

岡田　旦那さんみたいにね、ひとりの人から自分は愛されているって安心感がもてると、だんだん飢餓感がやわらいでいって、ほどよくもらうだけで満足できるようになるというか。

咲　人が自分を愛してくれるということを、ようやく信じられるようになったのかなあ。

岡田　どうしても一〇〇を求めてしまう、完璧を求めてしまう、一〇〇じゃないと意味がないみたいな部分がね、調子が悪いときほど多かったかもしれませんね。さっきも一〇点でいいっておっしゃってましたけど、だんだん小さな満足に喜びを感じられるようになっていくんですね。

咲 それはありますね。もっと痩せてきれいなからだを手に入れなければとか思っていたんですけど、ちょっと太った自分もかわいいかなあ、みたいな（笑）。マイナスな部分も、受け入れられちゃうみたいな。

岡田 必ずしもそれがマイナスじゃないっていうことにも、気づいたりね。

「家事を楽しみなさい」

咲 ほどよくもらうことで満足できる……。そうですね。そういうふうに思えるようになるために、こういうこともしたらいいよって、何かありますか？

岡田 そうですね。私がよくすすめているのは、家事を楽しみなさい、って。女性のかたにはよくいいますし、男性のかたでも、家事っていうのはすごくいいリハビリだし、将来仕事をするための訓練にもなるし、それからやっぱりちょっとしたことでも楽しみがもてるようになる。それから、家事っていうのは、誰かの役に立つっていう面もありますよね。

咲 なんか、わかるなあ。私、煮込み料理をつくっているとすごく満たされた気持ちになるんです（笑）。どんどんどんどん煮えていって、必ずおいしくなっているだろうなあって思うと、すごい心が豊かになるし、それを食べてもらっておいしかったっていわれると、それだけで満足。むかしはそんなこと、家事なんか誰でもできるしって思って、なかなかそういう自分を認められなかったんですけど。

岡田　不思議と料理とかを楽しめるようになるとね、健康的になっていく。やっぱりまだ不安定な間はね、買い物に行くとか、どこかへ遊びに行くとか、パーッとするような非日常的なことをやらないと、やったような気がしないものなんですね。でも、だんだん回復するにつれて、そういう小さなことでも満たされるようになっていくんですね。家事とか、ちょっと何かをつくったりとか、ちょっときれいにするとか、そういうことでもね。

咲　植木とかみると、しあわせな気持ちになりますね。自分で育てた花が咲いたりとか。

岡田　そういうことはとても大事なのかなあと思いますね。

グラウンディングテクニックとリストカット

咲　私、死にたいって思ったときとか、ときどき裸足で野原を歩くんですよ。なんかそうすると、いままで「死にたい」のかたまりだった自分が、足の裏に冷たい草を感じたりすると、あ、私いまここにいるんだなあって思ったり、解放された気持ちになります。

岡田　さっきおっしゃられたグラウンディングテクニックのね、グラウンドっていうのは大地ですね。大地に自分がつながっているっていう感覚を活性化させることによって、自分の存在的な不安のようなもの、ひとりここにいるという不安ですね、それをやわらげる。パニックの治療などにもつかうんですけどね。おっしゃられたように、たしかに芝生のうえを裸足で歩いたら、刺激されますよね。そういう外からの刺激をわざと加えてやるっていうのも、いいかもわかりませんね。たぶん、リストカットも同じような面があると思います。

咲　ああ、生きてる感じ。

岡田　それをもっと健康的にできますよね。

咲　そうですよね。切るかわりに外を歩く、みたいな。

岡田　ごつごつしたとことか。

咲　リストカットといえば、私の講演とか聴きに来てくださるかたのなかには自傷されているかたが多くって、「リストカットはやめなきゃいけないですよね」って、泣きながら聞いてこられるんですね。ただ、私自身もリストカットをすることで生きていた時期もあったので、なかなかやめなきゃいけないって、いえないいんですね。いまお話をうかがって、ああそうか、リストカットを別のかたちに置き換えられたらなあって思いました。

岡田　まさにそうですね。リストカット自体を減らそうとする認知行動療法もあるんですけど、私はそういう方法はあまりうまくいかないと思います。私の場合は、ほとんどのケースでリストカットはぜんぜん問題にしません。

咲　そうなんですか！

岡田　やりたかったらやったらいいし、命にかかわらない程度であれば、そこはもうあまり問題にしないでね、むしろほかの部分ですよね。やりがいを感じられることを少しでもやれているかとかね、からだを動かしたり、何かやっているかとか。リストカットよりも、もっと生きがいを感じられるものがあれば、それこそする必要がなくなりますよね。

咲　生きてるって実感できればいいってことですよね。

岡田　実際、そういうものができてくると自然におさまるので、別にそこを目の敵にする必要は何もないんですね。たとえば、学校に行けない自分を責めてリストカットしていた女の子がいます。彼女は学校でいつもいじめられていて、そういうことを思い出してはリストカットしてしまっていた。でも、その子が学校をはなれ、アルバイトを始めて、そこに居場所をみつけて自分の存在価値を味わうと、自然にだんだんなくなっていくわけですよね。症状は単なるバロメーターであって、治療の目標にしないほうがいいと思いますね。

コラム3　嵐の時期を乗り越えるために――岡田尊司

「安全基地」となるために

境界性パーソナリティ障害の根本的な問題が、愛着障害だとすると、愛着を安定したものに変えていくことが、問題の改善や克服につながるはずです。では、どうすれば、愛着を安定化することができるのでしょうか。その場合、鍵を握るのが、その人に寄り添う存在が安全基地になれるかどうかということです。安全基地とは、いつも見守っていて、困ったとき、求めるときには、応えてくれる存在です。だからと言って、押し付けたり、縛ったりはしない。そして、最悪のときであっても、大丈夫だよ、と言ってくれる存在です。

あなたが、小さな赤ん坊だったとき、お母さんは、大抵そういう存在として、あなたを守ってくれたはずです。そういう強い後ろ盾があったから、あなたは、よちよち歩きでも、外の世界に向かって歩みだしてこられたわけです。ところが、見守ってほしいときや、助けを求めたときに、無関心だったり、そっぽを向かれたり、あるいは逆に、黙って見守ってほしいときに、手出しや口出しをされ、いつもできていないことばかり否定されたりすると、お母さんの思いはあっても、うまく安全基地としては、用をなさなかったのです。その部分が欠落したまま大きくなり、大人になろうとするとき、もう一度、欠けているものを取り戻そうとしているのが、境界性パーソナリティ障害の状態だとも言えるのです。

もう一度原点に戻り、安全基地として、しっかりとかかわることが、ピンチをチャンスに変えることにつながるのです。まず、治療者やカウンセラーが、臨時の安全基地となるのも一つの方法ですが、根本的な変化を引き起こすためには、もっと身近にいて、かつ大切な存在である、親や配偶者、恋人といった存在が、安全基地となる必要がありますし、治療者やカウンセラーも、そうなれるように、働きかけやサポートを行っていくことが求められます。

筆者や筆者が信頼するカウンセラーたちは、協力し合いながら、そうした取り組みを行っています。実際そうした方法が有効であることは、親やパートナーにだけ働きかけを行ったケースでも、大きな変化がみられるようになるということにも表れています。ときには別人のように回復してしまうケースも数多く経験しています。

成否を左右するのは

境界性パーソナリティ障害からの回復にとって何が一番大切なのでしょうか。多くのケースとかかわってきましたが、みごとに回復するケースもある一方で、残念ながら、中には難航するケースもあります。その違いは、どこにあるのかと考えると、うまく回復できたケースでは、何年間かの育て直し期間、親や親代わりの存在が、必死にその人を支えようと取り組んだということです。親が変わったというケースが、やはり一番回復が良く、回復のスピードも速いように思います。ところが、親にはまったく自覚がなく、全然協力してくれないという場合もあります。その不利を跳ね返して回復するケースは、親代わりの存在が、親以上にその役割を果たしてくれたということです。

逆にうまくいかないケースで多いのは、親が自分を振り返ることを拒否し、子どもだけの問題のようにみなし続けたというケースです。配偶者や恋人も、本人の「良い子」の部分は受け入れても、「悪い子」の部分からはそっぽを向いてしまうという対応をしてしまうと、親がしてきたことを上塗りするだけで終わります。

また、ある時期は本人を支えようとして頑張るのですが、少し良くなると、急に手を抜いたり、突き放してしまったりということも、失敗しやすい落とし穴です。そうした対応を取ると、元気になったら自分は見捨てられてしまう、もうかまってもらえないと、間違った理解をしてしまい、良くなることに意欲をなくしてしまうからです。

というのも、この障害を乗り越えられるかどうかの最後の関門は、その人自身が良くなりたいと心から思えることだからです。そのためには、自分が愛されているということを十分に感じ、自分を大切にしたいと思えるようになる必要があります。そもそもその人が、この障害になっているのは、本当の絆を手に入れるためだとも言えます。確かな絆を手に入れることができたと感じるようになれば、以前のように自分を損なう必要はなくなり、たとえ小さな一歩でも、それを肯定的にみて、歩んでいけるようになるのです。

第4章

優しさのなかで変わっていく

たすけてって、いっていい

咲　いまメンタルヘルスのブログって、二万二千件あるんですよね。すごいなあと思って。それも「ブログ村」というランキングに参加している人が二万二千なので、それ以外の人も考えたら、おそらく十万くらいあるんじゃないかって。皆さん自分の自傷の写真を載せていたりとか、過食のかたはきょうこれだけ食べましたっていうのを載せていたり。そういうふうに、外に闇を開いていく時代になったんだなあって思って。すごく不思議な感じですね。

岡田　そこには新しい可能性もあるでしょうね。自分ひとりで悩まなくっていい時代が来つつあることは、すごくいいことだと思います。ただ、それがあまりアイデンティティーになりすぎると次のステップに移っていけない場合もあるかもしれませんから、そこはあくまでも通過点であってほしいですよね。

咲　病んでいる自分というのが確立されていってしまうと、まわりが自傷をしている人に対して、いつになったら死ぬのかなっていう空気を出してしまって、そのうちにその空気に飲み込まれて死んでしまうっていうことも、ないわけじゃないみたいで。

岡田　そういう「病人の役割」、シックロールみたいなものを引き受けてしまって、いつのまにかほんとうの自分じゃなくなり、役割に支配されるとしたら、それはほんとうにかわいそうですよね。ただ、いまの社会の難しいところは、身近なところで信頼する人に出会えそうで出会えない、ということですかね。むしろ、まったく信頼に値しない人につかまっちゃって利用されたり、搾取されているっていうかたも、けっこういらっしゃると思います。でも、そういう人にでもすがらないと自分を支えられないわけですから、その状況をいかに改善していくかは難しい課題です。そういう意味で、咲さんがされていた演劇とか、やっぱり生の人間関係で人が出会える場みたいなものは、すごく重要だと思いますね。

咲　やっぱり人と人がしっかりふれあえるところですね。

岡田　緊急避難的にネット上の関係でなんとか自分を支えることも、時には必要だと思いますけど、やはり次の段階へすすんでほしいですね。ほんとうに自分を取り戻すためには、やっぱり現実のなかでつながれる人をみつけていく必要がありますね。境界性的な傾向をもつ人っていうのは、人を求めている気持ちがほんとうは強いですから、そのぶん、出会うことが多いように思いますけどね。

咲　求めてるぶん……、ですね。

岡田　人間って不思議なもので、たすけを求めている人って、たすけたくなるというか、そういう部分がありますよね。たすけないといけないみたいな、なんかオーラを放っているというか（笑）。そこはうまくできたもので、自分はひとりで、どうせ愛されないから、ひとりで戦わなければいけないんだ、そんなふうに思わなくていいですし、求めていれば不思議とね……。

咲　たすけてって、いったほうがいいんですね。

岡田　そうそうそう。そうですよね。

「病を克服」と生きづらさの表現

咲　生きづらさっていうのは……、通過点なんでしょうか？

岡田　生きづらさの中身も当然、変わっていくでしょうし、小さい頃にいろいろ恵まれない状況があったりとかね。あるいはもって生まれたものもあるでしょうけど、その人その人で生きづらさを抱えていると思うんですよね。でも、そういうものを乗り越えていくなかで生まれてくるものや力もありますよね。生きづらさは、それを克服して適応できる道を見つけ出すということと同時に、それだけではなくて、何かプラスアルファの力を生み出す面もあるんじゃないかなあと思いますね。

咲　克服っていうと、どういうことになりますか？　たとえば私の場合、いま薬は飲んでるんですけど、正直、毎日楽しいし、幸せだし、ぜんぜんこれでいいかなあって思ってるのは、克服？

岡田　ええ、それで十分、克服だと思いますね。

咲　病気を抱えてるっていうことと、克服できていないっていうことは、また違うことなんですね。

岡田　自分なりの対処の仕方、自分なりの人生のバランスのとり方というものを、みつけだしていけばいいと思うんですよ。そこにこうでなきゃいけないないなんて基準はないと思います。

咲　先生の本を読ませていただいて、ほんとうにいろいろなかたが生きづらさを抱えながら、それを力にして、さまざまな表現をされているなあって思ったんですけど。やっぱり、何か表現をされるかたって、生きづらいかたが多いんですか？

岡田　そうでしょうね。表現のレベルにもよるでしょうけれども。自分の存在を賭けて、自分が生きていいのか悪いのか、そういうレベルで何かを表現することは、もともと幸福で満たされた人なら、する必要がないですものね。切実な欲求に突き動かされてそうせざるをえない人たちは、やっぱりそういう力をもっているんだと思いますね。

咲　実際、心に響きますしね。何か抱えた人の力いっぱいの叫びというか。

岡田　作家とかね、芸術家には、境界性パーソナリティ障害とか愛着障害とかを抱えている人はすごく多いですよね。まあ、いってしまえば、名だたる大成した人はみんなそうでしょうね。そういうのをもっていないと大成できないみたいですね（笑）。そういう真似事をしてみたいなあと思ったり憧れを抱いても、必要性がなければ続かなくなるんでしょうね。表現の世界で大成する人は、ほんとうに切実な問題を抱えていて、それを生涯かけてやり続けるっていうことになるんだと思いますね。

咲　エネルギーがすごいですもんね。

岡田　やっぱり生きるか死ぬかが、かかっていますからね。そういうことでいうと、ある程度、克服されて楽になってくると、表現の切実さっていうのはだんだん……。

咲　ああ、そうなんでしょうね。

岡田　目の覚めるような剛速球を投げていたのが、のどかなスローボールになったり（笑）。

咲　あれ、キャッチボール？（笑）、みたいな感じになってきて。自分がむかし書いた文章とか読むと、うわ、すごい私って思うんですけど。いまはなんか、ちょっと満足しちゃってますね。

岡田　でも、それでいいんだと思いますよ。

心の病と仕事

咲　すこし仕事についてお聞きしたいんですが……。生きづらさを抱えるかたの表現が仕事になって、それがお金に換わったらいいとは思うんですけど、実際には、それで食べていくというのは、なかなか難しいですよね。そういう人が仕事をするってなったときに、なかなか合う仕事がないって悩んでいらっしゃるかたも多いと思うんですけれども。

岡田　そうですね。そういうかたの多くが、理想的なことじゃないとやっても意味がないって思われたりする場合も、けっこうあると思うんですね。でも、それがだんだん変わってくるとね、身近なちょっとした仕事とか、人の役に立つちょっとしたこととか、そういうことにだんだん喜びをみいだせるようになっていくのではないでしょうか。必ずしもそんな大成功しなくても、自分なりの楽しみとかをもてるようになるんですね。どんな小さな仕事でも、やってみて、達成できて、人からも喜んでもらえると、それが自己肯定感につながっていく。そういう意味でも、仕事は大事かなって思いますね。

咲　たしかに、お金も必要なんですけど、何もしていない自分を責めてしまうという部分も大きいですよね。私の場合は、いまでこそ一〇年くらい同じ仕事をしているんですが、それまではほんとうにやる仕事仕事できなくて、そのつど落ち込みました。喫茶店や居酒屋のアルバイトとかなんですけど、強迫性障害が出てしまって、テーブルの隅っこまで拭かないともう、ダメなんですね。お客さんが来たら、その瞬間に水をもっていかないとダメ、とか。どんどん何もできなくなってしまって、ほとんど長続きしなかったんです。だけどいま、在宅でウェブデザインの仕事をしていて、それは、自分のなかでやりがいを感じているっていうのと、あとは自宅仕事なので、朝、起きられなくても大丈夫というのもあります。デザインさえつくって納期に間に合えばいいので、わりと自分のペースで仕事ができるんですね。自分に合った、合っていないっていうのはあるのかなって。

岡田　自分のペースや特性に合った仕事ということはたしかに、大事ですよね。境界性パーソナリティ障害になられるかたでも、ペースにある性格はいろんなタイプの人がいます。性格ですかっていわれることあるけど、そうではなくて、どんな性格の人でも、誰でもなりうるんですね。ものすごくきっちりしている人もなれば、マイペースでアバウトな人もなるし、優等生タイプの人もいれば、逆にそうじゃないタイプのかたもいます。人前でいろんなことをやるのが得意な人もいれば、ものすごく内気な人もいるし。いろんな、多様なかたがたがいらっしゃると思うんですけど、その人その人に合ったやり方が大事だと思いますね。事務仕事とか、そういう処理能力が高いタイプの人と、早く正確にというのはどうも苦手で、ゆっくり丁寧に、あるいは自分のペースで自分が納得できるまで時間をかけてやるのが好きな人とね。やはり特性に合った仕事を選ばれるっていうことは大事じゃないですかね。

咲　私たぶん、事務仕事とかってぜったいできないと思います。ミスだらけになりそう（笑）。病気を抱えていると、病気だから自分は仕事ができないって思いがちですけど、病気をもっていても、自分の特性をしっかりわかって、これができて、でも、これは苦手だっていうのを自覚したうえで、相手にも伝えることができたらいいのかなあって思います。

岡田　それと、仕事が回復のひとつの弾みになることは多いですよね。仕事をするようになって、さらに安定するっていうね。

咲　たしかに私も、いまの仕事を始めて、安定しました。仕事をしないほうが不安というか。

岡田　やっぱりそもそも、時間がいっぱいできちゃうから（笑）。

咲　そうそう、それですね！（笑）　前日、「死にたい」って泣きはらした目でも、翌日起きてきて、また仕事をしているっていうのが、自分のなかでバランスなのかなあ。

岡田　人に頼まれたりしたら、しょうがなくやんないといけない（笑）。境界性パーソナリティのかたって、自分のためにはなかなか、がんばれないんだけど、人のためにはしょうがなしがんばれるというか、そういうこともけっこうありますよね。

咲　私のクライアントさんで、私が病気のことをカミングアウトしているかたがいるんです。そのかたも、うつを過去に抱えてらして。そのかたが「セリさんが病気か病気じゃないかは関係ない。セリさんのこれまでの仕事の姿勢に信頼を寄せてるんですよ」といってくださって、すごく救われましたし、俄然やる気が出ました。ちなみに病院によっては、職業訓練もできるんですか？

岡田　いまは、ハローワークのほうでかなり充実した職業訓練を提供してくれているので、そちらのほうを紹介したりしますね。あるいは就労移行支援を専門にやっている事業所もありますので、そういうところへつなぐことが多いですね。いきなり一般の仕事がしんどい場合にはね、段階的に一般の仕事に移行できるような支援をする事業所があるんですね。そういうのを利用して、ちょっと自信をつけていくっていうのもひとつですね。

生きづらさの根にあるもの

咲　岡田先生からみて、生きづらさを抱える人に共通の印象ってありますか？

岡田　そうですね。やっぱり、小さい頃に安心感とか、人との信頼感を味わいそこねた人ですよね。それがいちばん大きいかな。

咲　私、小さい頃のことを言うのは「逃げ」だとか「甘え」だと思っていた時期があったんですが、そういった部分も多分にあるんですね……。

岡田　境界性については、特に養育要因が大きいと言われています。小さい頃が大事ですが、小さいときだけではなくて、小さい頃はある程度そういう安心感や信頼感をもっていても、それを傷つけられたり失う体験をしたりすることも原因になると思いますね。境界性のかたの場合は、愛着のタイプでいうと、不安型愛着といって、いったん手に入れた関係が失われてしまうんじゃないか、見捨てられてしまうんじゃないか、そういう不安をもつタイプのかたが多いですよね。それはおそらく、まったく愛されなかったわけではないけれども、愛されたり、愛されなかったりに、けっこう差があったりして、ある時期までは愛されたんだけど、ある時期からすごく愛情不足を味わっているとか、そういうギャップを味わったかたなんじゃないかと思うんですね。もともと愛されてない場合には、逆に愛されないことに慣れてしまっていて、求めようともしない。境界性のかたは求めるでしょう？　それはかつて、そういうものを与えられたことがあった、ということだと思います。あったけど、なくなっちゃったから、余計に求めずにはいられない。

咲　ちゃんと……、どこかで愛されてたんですね。

岡田　だからそこを大事にすれば、きっと取り戻せるっていうことだと思いますね。

虐待されて育った人が親になるとき

咲　私自身はきっと子どもを産まないと思うんですけれども、よく話に出るのが、自分が親からちゃんと愛されたと思えないから、子どもに対して虐待をしてしまうんじゃないかという不安ですね。まわりにそういうかたが多いのですが、それはどうやって乗り越えていけば？

岡田　まずいえることは、虐待されたからといって、子どもを愛せないとか、子どもを虐待してしまうとか、必ずそうなってしまうということはないっていうことですね。

咲　ないんですか。

岡田　むしろ、そういうふうになってしまうとしたら、その人自身の問題というよりも、その人を支えるサポートが弱いからです。虐待するような親に育てられたから、子どもを虐待してしまうということはありません。ただ、そういう環境で育ったということは、その人が自分の子育てをするようになったときに、親を頼りにくいということはあるかもしれませんね。また、そういう人はあまり頼りにならない人といっしょになったりして、支えてくれるどころか、その人からも虐げられたりっていうことになりやすい。そういう場合にね、当然、子どもを愛する余裕がなくなって、追い詰められてしまうということはあるかと。でも、環境にめぐまれて、みんなに支えてもらえたなら、子育てはうまくいくと思います。私が最近、経験したケースでも、そういうかたがいらっしゃいました。ものすごく深刻な心の傷を抱えていらして、重い心的外傷を受けるような体験をされたかたなんですね。赤ちゃんがお腹にできても、ぜんぜんかわいくない。愛情がなんにもわかないし、異物が入っているみたいだって。実際、赤ちゃんが生まれても、やっぱり愛情がわかない、わかないっていって。しかも、支えがないいんですね。ご両親との関係が悪くて、すぐ近くに住んでいるのに頼れない。旦那さんも忙しいお仕事をされていて、なかなかかかわれなくて。ひとりでぜんぶやっているうちに、だんだんもう、状態がひどくなって。さいごには口もきけないくらいに。で、その段階でその子どもさんは保護されました。でも、その後に環境調整をし、実家のお母さんに週一回預かってもらって、支えていく態勢をつくったんですね。そこから子どもさんに戻ってきてもらった。そうすると、その子どもさんを余裕をもって育てられるだけではなく、親子の関係が、そのお子さん（実家のお母さんからするとお孫さん）を介して、だんだんよくなっていきましてね。赤ちゃんができる前よりも明るくね、さらに表情がよくなって。しかもいままで一度も愛情なんて感じないっておっしゃっていたかたが、三カ月目くらいから、なんかすごくかわいいと思えるようになったっていってね。ご主人もすごく協力的にやってくださって、うまくいっています。それこそ、虐待が心配されたケースなんです。親から虐待されただけじゃなくて、別のトラウマも抱えていて、とても深刻な。ですから、根本に大きな不安を抱えているような人でも、ちゃんとしたサポートがあれば、むしろ子どもをかわいがることを通して元気になっていける、そんなプロセスもあるということですよね。

咲　ひとりで生きなくてもいいんですね。

岡田　そうです、そうですよね。

何歳になっても

咲　まわりからの手助けっていうのを、もっと求めていいんですね。

岡田　なかなかそれも、きっかけがないとできないんですが、子どもができた、孫ができたっていうのは、ひとつのきっかけになる場合もありますね。親子だといろいろな恨みつらみがあっても、孫を介することでまた違う関係が生まれたりします。かかわればかかわるほど愛情がわくので、面倒をみてもらったほうがいいんですよ。週に一回でも。そうするとおじいちゃんおばあちゃんも、近所にみせにいったりとかね（笑）。そんなこともありますね。だから、けっして、自分が虐待されたからといって同じようになっちゃうわけではぜんぜんないんです。そのかたを支える仕組みをちゃんと整えていけば、むしろチャンスになるということですね。咲さんの場合は、子どもさんをほしくないっていうのは？

咲　経済的なものとか理由はあるんですけど、いちばんは私がやっぱり、虐待するんじゃないかなって思ってましたね。虐待まではいかなくっても、ちゃんと愛せる自信がなかったし、なにより子どもに愛されたって思ってもらうことができないんじゃないかって。すごく怖くって。なんですけど、最近はちょっと違うかもしれません。子どもができたらできたでいいかなって。でも、いまが楽しいので、いまのままいきたいなあっていうような（笑）。ようやく私は生まれなおして、一歳から始まってようやく一四歳くらいの感じなので（笑）。

岡田　ああ（笑）。まだちょっと早いですよね（笑）。

咲　まだ、愛情をひとりじめしたいなあって。でも、むかしの自分とは違って、子どもができたらきっと愛情を注げるだろうなあって思えますし、彼もいるので安心もしていますし、それはすごく変わったかもしれませんね。

岡田　私の知り合いでね、二〇代くらいは自殺企図とか、血みどろの時期があって、三〇代くらいになってだいぶ安定してきて、というかたがいらっしゃいました。それでもまだ、けっこういろいろありましてね、四〇くらいで定職についたんですよね。で、そこからですね、もともと能力が高いんでしょうね、ずっと子どもさんにかかわるような仕事をされて、けっこう成功されましてね。自分の子どももたないんだけど、みんなから慕われて。しょっちゅう、自宅が子どもだらけみたいな。私は、このかたはそういうことで自分の子どもへのかかわりかたを昇華しているんだなって思っていたんですけれども。そのかたが六〇歳で、ご自分の子どもをもたれたんです。

咲　ええ！　すごい！

岡田　そういうことが、ちょっと前にありましたね。私もびっくりしたんですけど。

咲　六〇になっても大丈夫なら、大丈夫かもしれない（笑）。

岡田　まあ、男性だったからできた面はあるんですけどね。でも、何度も子どもができそうになっても、ぜったいそれを受け入れられなかった人がね、ついに変わったっていうことで、人間って変わるんだなって（笑）。

優しさのルール

咲　まわりの人のサポートがどれくらい大切かというお話をしてくださいまし

たが、家族やパートナーがその人を支えていくことは、とっても大変なことでもありますよね。ずっと接していると疲れてしまうし、私の夫も、回復していく途中では、自分が自殺を考えるくらい追い詰められたこともあると、後から聞きました。支える人が疲れ果てないために、なにかコツのようなものは、あるでしょうか。まわりがその人に愛情を注ぎ続けながらも、壊れないだけのゆとりをちゃんととれる、コツというか。

岡田　ルール作りみたいなものも、大事だと思いますね。境界性パーソナリティ障害のかたっていうのは、自分のなかの予定とかね、自分のなかの期待と、その通りじゃないときにとてもストレスを感じやすい。期待通りのことが起きないことが、あたかも自分に対して思いがないとか、そういうふうに受け止めやすいですよね。

咲　裏切られたとか……。

岡田　そうですね、裏切られたっていうふうに受けとってしまって。ですから、そういう部分をできるだけ減らしていくほうがいい。そのためには、できるだけはっきりとしたルール、決まりごとをつくるっていうのがひとつです。もうひとつは、まめにコミュニケーションをとることですね。携帯なんかでも、すぐ返事こないと、元気な人には想像がつかないくらい傷つきやすいし、反応しやすいですよね。ですから、支える人がまめにコミュニケーションとってくれると、誤解したりする部分が減らせますよね。予定が変わりそうだっていうときも、ちょっと早めに伝えることで、すこしはショックがやわらぎます。変わったときには、すぐ教えてくれるんだという安心感も大事ですね。

咲　わかります。私もいままでこそましになったんですが、メールの返事がこないと不安で。「私のメールで怒らせたんじゃないか」とか、一〇秒おきに確認したりしていました。

岡田　やっぱり、よくなったケースをみると、すごくまめにそういうところを気配りしてくれる人がいるということがありますね。もうひとつはルールなんですけれども、これはメリハリをつけるということですね。五〇点でずっと満たすよりは、あるときは一〇〇パーセント満たして、でもほかのときは三〇パーセントでがまんしようね、と。たとえば、休みの日はとにかくいっしょに過ごそうねとか、この時間はかならず電話で話をしようねとか、ある程度、ルールをつくるわけです。まあそれでも、いろいろ言って時間をのばそうとするかもしれませんが、そこはお互いに問題を共有してね、いっしょに時間を過ごせるときに、いっしょに楽しむ。そこで満足するっていうのが課題のひとつだから、いっしょにがんばろうね、と。できるだけ、そこを拒否するんじゃなくて、ふたりのために、ルールをまもろうと。もっと話を聞いてあげたいけど、自分で支える力もつけていくために、そういうふうにしていこうってね。そういう目的みたいなものを共有できるようになると、違うと思うんですよね。

咲　いっしょに回復していくっていうことですよね。

岡田　だから、一方ではできるだけ親密な関係になって、お父さんお母さん代わりに満たしてあげることも大事なんだけど、同時に、だんだんと自分自身で立っていけるような力も育てていく必要もある、ということですね。まあ、それは段階にもよるんですけど。最初はある程度、満たすことを優先することが大事だと思います。とにかく、お互いに疲れはててしまうことを避けるために、そういうルールを共有する。ルールっていうと、冷たい厳しいルールになりがちですよね。そうじゃなくて、優しい、温かいルールです。それはふたりのためにそうするんだという、共通の思いをもつことですよね。乗り越えていくために、いっしょにそれを守ろうって。優しくするときはめいっぱい優しくするし、でも、ひとりでがんばるところもつくろうというやり方ですよね。

咲　ふたりのためっていう言葉、いいですよね。たぶん私、「わかった！」っていえると思います（笑）。ただ一方で、ほんとうにまわりの支えに恵まれないかたもいますよね。「ひとりで立ち直るしかない」「そのためにはどうすればいいのか」って聞かれることがあるんですけど、どうなんでしょう？

岡田　先ほどもすこしその話をしましたが、誰のたすけもなく、ひとりで乗り越えてという形で克服すると、どうしてもそういうことを次の世代に引きずりやすいんですね。自分が強くなって、誰にも期待しない、というようなかたもいますよね。そこまで深刻じゃない場合は、それでもけっこう、乗り越えられたりすることもあります。でも、そういう場合はまた同じことを子どもにも要求してしまうんですね。本音をいわせない。私はがんばってきた、だからあなただってがんばりなさい、みたいな。そうなっちゃう。

咲　人とのつながりのなかで、支えられたり、守られたり、甘えたり、甘えさせたり、つながって成長していっていいんだよっていうことですよね？

岡田　そのほうがやっぱり、幸福なんじゃないでしょうか。そういう優しさのなかで温かく回復できた人は、やっぱり周囲の人や子どもにも温かく接しやすいんじゃないでしょうかね。だから、ひとりで回復しなきゃいけないことにならないように、やっぱり社会が努力していかなければいけないんだと思いますね。

コラム4　現代社会に突き付けられた課題――岡田尊司

　おなじ精神疾患でも、統合失調症のような精神病は減少傾向や軽症化にあると言われています。その一方で、境界性パーソナリティ障害をはじめとするパーソナリティ障害や依存症、摂食障害、不安障害、慢性うつ、ＡＤＨＤなどで苦しむ人は増え続けています。

　これらの疾患は、不安定な愛着と関係が深く、発症のリスクを高める要因となっている可能性が指摘されているものばかりです。

　人間を機械のように酷使する近代工業社会の到来とともに、統合失調症が増えたと言われていますが、いまや別の要因が、境界性パーソナリティ障害や摂食障害、慢性うつなどを増加させていると考えられます。

　その要因と考えられるのが、愛着の崩壊です。親子の絆とか子育てという、社会の仕組みのもっとも土台の部分が、いま危機に瀕しているのです。虐待の急増といった事態は、そのことを端的に示していますが、愛着崩壊は、もっと普通の家庭でも、一見目立たない形ですが、ひたひたと進行しており、不安定な愛着を抱えたまま育った子どもが、先に述べたような問題を呈しやすくなっているのです。

愛着崩壊が、この何十年かの間に進んできた背景には、社会の急速な変化があります。境界性パーソナリティ障害との関係で言うと、①核家族化や小家族化が進行し、家庭が密室化し、親子関係、ことに母親との関係が濃密になりやすくなった、②女性の社会進出により、子どもを預けて働きに出る機会が増えた、③離婚や単身赴任などで、父親が不在となることが増えた、などが、その要因として考えられてきました。関わりが稀薄になっても、過剰になり過ぎても、親は安全基地として機能しなくなってしまうのです。

女性も男性と同じように自己実現をはかれる社会の実現は、重要な課題です。ところが皮肉なことに、欧米でも日本でも、女性の職場進出といったことが急速に進むと、一〇年程度のスパンをおいて、境界性パーソナリティ障害の増加や若い世代の自殺の増加がみられるようです。子育ての部分にしわ寄せがいき、子どもが割を食うケースが増えてしまうのでしょう。身近なところで見ても、早くから働く女性の代表だった看護師さんの場合、夜勤があるといったこともあり、かなり子育てを犠牲にせざるを得ないと言えますが、子どもの問題で悩まれている方がとても多いように思います。

しかし、子育てを支える仕組みが整えられたデンマークなどの国では、一時上昇していた若い女性の自殺率が減少に転じるなど、克服の兆しもみられています。母親自身が安心して子育てできる仕組みやサポート体制を整えることが必要と思われます。

日本では、保育所の待機児童の解消といったことが大きな国是となって、莫大な予算がつぎ込まれようとしています。ただ、ゼロ歳児の保育には、たとえば、東京都の場合、一人当たり一カ月五〇万円くらいの公費がかかるとされています。保育所の運営には、人件費に加えて、土地の確保や建物の建設費用、設備の管理維持費など、ゼロ歳児の子どもの成長自体にはあまり関係のないところで、多大な費用がかかってしまうのです。

それならば、母親が仕事のことを心配せず、せめてゼロ歳の間は、安心して子育てできるように、その分を直接支援した方が、ずっと効率的ですし、母子の愛着形成を脅かすことで、将来の悲劇を用意するようなことを防ぐことにもなるのではと思ってしまうのは、私だけでしょうか。せめて愛着形成にとってもっとも大切な臨界期と呼ばれる一歳半までは、子どもとゆっくり過ごせる社会であってほしいと思います。

社会の絆が緩くなり、三組に一組が離婚する時代を迎えています。DVや虐待の問題も深刻です。そんな不安定な家庭環境の影響を一番受けてしまうのは、子どもです。親の人生ももちろん大事ですが、子どもに、そのしわ寄せがいってしまわない方法や仕組みを考えていく必要があるでしょう。

いまは社会が移行期で、その分、親も子も苦労が多いのだと思います。しかし、お母さん一人でも、お父さん一人でも、うまく子育てをし、子どもさんも立派に育っている家庭も沢山あります。知恵をしぼって取り組めば、どんな困難も、かならず良い解決があると信じたいと思います。

第5章

どうやって回復したか

咲セリの場合

「どうやって回復したのですか?」

そう聞かれることが、よくあります。

きっと皆さん、本当に苦しくて、何をやっても暗闇しかみえなくて、わらにもすがる思いで、生きづらさの活動をしている私に尋ねてくださるのだと思います。

一〇代半ばで心を病んで二〇年。本当に長い間、私は、自分の生きづらさをなんとかできないかとあがいてきました。だけど、どれだけ求めても、奇跡のような方法も、魔法のように効く薬も、どこにもありませんでした。

そんな私がいまの状態まで回復したのは、ひとえに、段階を踏んだその時々のチャレンジでした。人に勧められたり、本を読んだり、そうして得た「こうすれば生きやすくなるかも?」という方法を、がむしゃらに、とにかく試していったのです。

ひとつずつ、「できること」を、「できるタイミング」で。

そうしているうちに、気が付けば、憑き物が落ちたように、こころがらくになっていきました。

すべて自己流のものばかりですが……お役に立てればうれしいです。

「何でも書いていいノート」(二〇〇四〜二〇〇六)

このノートと出会ったのは、もう一〇年も前になります。

どこの精神科に行っても思ったような結果が出ず、わらにもすがる思いで民間のカウンセリングルームを訪れました。

アロマの香りの漂う小さな部屋で、耳心地の良いクラシック音楽が流れていました。ガラステーブルにはあたたかいハーブティー。やさしそうな男性のメガネをかけたカウンセラーさんが、私の前に腰掛けました。

「どうされましたか」。穏やかに声をかけ、私の一言を彼は待ちました。

だけど、わたしは言葉が出ませんでした。

当時、私は夫に暴力をふるっていることや、自分を傷つけてしまうこと、そして何より、自分の中にある性へのこだわりにへきえきしていました。「たすけてほしい」。心底そう思っていました。

だけど、言えない。

だって、私のしていることは怒られることだから。性のことを話すなんて、はずかしいことだから。そもそもこんなネガティブな気持ちを吐きだしたら、嫌われるんじゃないか。

私は、本心をさらけだすべきカウンセラーさんの前でさえ、「いい子」の仮面を脱ぐことができなかったのです。

終始たわいのない世間話を続けて、何度目かのカウンセリングが終わりました。そのとき、カウンセラーさんが言いました。

「誰にもみせないノートを書いてみたらどうでしょうか？」

それには、書き方なんて考えずに、気持ちをぶちまけること。誰にもみせなくてもいいけど、もし読んで欲しいと思ったら、カウンセラーさんにもってきてくれればいいこと。

それから私は、どうしようもない気持ちがあふれ出したとき、ノートに書き殴るようになりました。汚い文字で、読めないくらい乱暴に。そこには「死にたい」とか「誰もわかってくれない」とか、普段はどこにも出せない気持ちをしたためました。

また、文字だけでなく、絵を描くこともありました。自分をイメージした真っ赤なペンで描いた人間。それをザクザク傷つけるようにペンを走らせ、最後にはぐちゃぐちゃに塗りつぶしました。

あとになって思えば、あれは私なりの自傷行為だったのだと思います。だけど、実際に切るのではなく絵を傷つけるだけで、私の心は落ち着きました。

それからも、パニックを起こしそうになるたび、まずはペンをとる。そうすることで自己コントロールのすべを学んだような気がします。

自分のリズムを知る（二〇一二〜二〇一三）

次に、「これは何か始めなければ」と必要に迫られたのは、最後の自殺未遂のあとでした。

「生きなきゃいけない」と決めて、精神医療系の本を手あたりしだいに読みました。すると共通して書かれていたことがありました。

「無理をしないこと」

最初、ぽかんとなりました。私には、自分にとっての「無理」が何かわからなかったのです。

幼い頃から、無理を強いられてきたし、できなければ怒られる。どんな苦痛も頑張りも、「無理」だと思う選択肢なんてなかったのですから。

だけど、生きるためには、どうやら「無理」をやめなければいけないらしい――。

そこで私は、まず、自分の「無理」がなんなのかをわかるところから始めなければいけませんでした。

そんなとき出会ったのが、「眠りと気分の記録表」というものでした。これは、もともと双極性障害のかたが使うといいノートなのだそうですが、毎日を表のようにして、何時から何時まで寝ていたかを記します。他にも、出かけた時間や、仕事をした時間、ごはんを食べた時間など、その日したことも記します。最後に、五段階評価で、その日の気分（悪い・少し悪い・ふつう・少し良い・良い）をつけていくというものでした。

最初はなんでしているのかわからずに書いていたのですが、はじめて一月もすると、だんだん、自分のリズムがみえてきました。

たとえば、睡眠時間が少なかった日は、たいてい気分が「悪い」にチェックされていたこと。遠出をし帰りが遅かった日も、翌日の気分は「悪い」でした。緊張する仕事を抱えているときも「悪い」。

たかだか睡眠や日常生活と思われがちですが、私にとっては、それが無視してはいけない「無理」だったのだと気づいたのです。

それからは、とにかく気づいた「無理」を減らすように努力しました。睡眠時間も自分が満足いくまでとる。外出をしても早めに帰る。苦手な仕事はなるべく夫に頼んで私は触れない。どれだけ忙しくても、ちゃんとおやつ休憩をとる。疲れていたら家事は手抜き。

甘えているようにみえるかもしれませんが、そうすることで、無理がたまらず、驚くほどごきげんさんでいられました。すると「死にたい」と思うことも、うんと減ったのです。

自分をほめる（二〇一三〜現在）

無理をやめることができてきた頃から、次のステップ——そんな自分をほめる、愛するということを始めました。

かつて私は、人から「もっと自分を愛したら」と言われるたびに戸惑っていました。だって自分なんて、誰からも愛されたことのない人間だから。こんなダメ人間の、どこを、どんなふうに愛すればいいのかなんてわからなかったのです。

だけど、ほめるまねごとをするだけなら、私にもできるかもしれない。そう思って始めました。

ほめるポイントは、とにかく「ぜんぶ」です。朝、起きたら「今日も生きて起きれたね。すごいね」。顔を洗ったら、「めんどうなのに顔を洗えてえらいね」。ごはんを作ったら「すごいね」。仕事をしたら「えらいね」。びっくりするくらいほめっぱなしの毎日です。

だけど、ときには、ほめられない状態とも直面します。たとえば、昨夜、無理をして、朝起きることができなかったとき。そんなときも、ほめます。「しんどいときに、ちゃんと体を休めてえらかったね」。つい怒りの感情が爆発して、人に当たってしまったとき。「感情を押し殺さずにいてくれて、ありがとう」。

どんなマイナスなことにも、いい面をみつけて、ちゃんと自分の味方になってあげるのです。

そんなふうにほめられ続ける毎日だと、生きることも楽しくなります。ただ生きていること、自分のするひとつひとつが、いとおしく思えるようになったのです。

自分の感情を人に開く(二〇一三〜現在)

そのころから、私のトレーニングはみっつめのステップに移りました。

自分の中で感情を昇華していっていた時代から、今度は、人と共有するステップになったのです。

私は、それまで自分の感情を人に伝えることが苦手でした。こんな話、気分を害するだけかもしれない。誰も私の気持ちなんて興味がないに決まっている。人に話したら、その人のアドバイスがお門違いでも従わなければいけないいんじゃないか。そう思い込んで、自分の中でためて、結局、最悪のかたち(自傷や暴力など)で噴き出してしまっていました。

そこで、どんな小さな感情も、ため込む前に、夫に小出しにする習慣をつけていったのです。

たとえば、かなしみ、疲れ、眠い、お腹が減ったといったたわいのないことまで、そのつど、ぽつぽつ弱音を吐きます。まるで小さな子どものように。慣れてくると、そのあと「だからよしよしして」と甘えられるようにもなります。

他にも、愚痴も意識して吐くようにしました。愚痴を吐くということ自体にどうしても抵抗があるのなら、最初に伝えておいてもいいと思います。「いまから愚痴吐くよ！　なんのオチもないから、否定せず、ただ聞いてね」と。

それをするようになって気づいたのですが、人に話すということで、自分の内側でだけ発散しているよりも、ずっと心が軽くなりました。ただ、「うん、うん」と聞いてくれる存在がいることで、救われるし、口に出すことで、自分の中の黒いものが浄化され、解決策を考える余裕も出てくるのです。

そして、つらいことがあったときも、「これ、あとで聞いてもらおう」と思うと、パニックに陥ることが減りました。

世界とつながる（二〇一三〜現在）

そんなふうに「他者」とつながれるようになったころから、「世界」――「外界」とも意識的につながるようにしました。

たとえば、気持ちが落ち込みがちなときは、家から出て、なるべく外を歩くようにしました。

するとそれまでは何もかも悪いほうにしか受け取れなくなっているときでも、枯葉を踏みしめてカサカサ歌うように鳴る音や、頬に吹きつける少し冷たい風、目を閉じたとき、まっしろになるような光の粒。すべてが刺激となって、見えなくなった目を覚まさせてくれるような気がしたのです。

特に「死にたい」と思ったときは、それのレベルアップバージョンをします。靴を脱ぎ捨ててしまって、公園の芝生を踏みしめるのです。

すると、想像より冷たい草の温度だとか、チクチク足の裏を刺激するくすぐったさだとか、閉じこもっていたこころが、外側に連れ戻されるのを感じます。

動物をみるのも、救われます。グルグル喉を鳴らす猫のふわっとしたお腹に耳をあてたり、しっぽをブンブン振って散歩する犬にあいさつしたり、鳥が一斉に羽ばたく姿をみて、その家路を想像したり……。

そんなふうに世界をみているうちに、「もういま、死ぬしかない」というほど追いつめられていた気持ちが、ぱあっと解き放たれるのを感じました。

認知のノート（二〇一三〜二〇一四）

そして、二冊目のノートの登場です。

自分の心と感覚的につきあえるようになると、次は、心を分析していくくせもつけました。

その際によかったのが、対談でも触れた認知のノートです。つけていくと、それまではショックを受けて、自傷や暴力に走りがちだった自分に「待った」をかけてもらえるようになりました。

書き方を、私自身の記述とともに紹介します。

まずは、ショックを受けたり過剰反応したとき、そのきっかけとなったことを書きます。


【きっかけ】

夫がため息を吐いた

次に、そのことでしてしまった反応を書きます。

【反応】
私が夫を怒らせたと思った
私なんて死んだほうがいいと思って、自殺未遂をしようとした

次に、そのとき、自動的にわきあがった思考を書きます。

【自動思考】
私がいるから、みんな不幸になる
夫も、両親のように、私を捨てる

次は、ここまでの書き込みをみたうえで、もっと合理的な見方はできなかっ

たか考えます。

【合理的思考】
夫も疲れていただけかもしれない
ただため息の理由を聞けばよかった

最後に、その後、どうなったかを書きます。

【その後】
翌日は、夫もふつうに過ごしていた
考えすぎだったようだ

最初のうちは、いつも、「自動思考」に頭を乗っ取られてしまって、最悪の結論しか出せなかったのですが、書いているうちに、「合理的思考」を浮かべるコツをつかんできました。

　すると、気が付けば、「自動思考」が浮かぶこともなく、「合理的思考」をさっと考えられるくせがつき、無駄な妄想で自分を陥れることが少なくなりました。


　他にも、生きづらさを抱える人が陥りがちな「認知の偏り」について学んだことも、良い変化へのきっかけとなりました。

　対談にもあった、悪いことばかり目についてしまったり、マイナスの未来しか思い描けなくなるとき、自分ではそれを揺るぎようのない事実だと受け止めていました。けれど、「認知の偏り」を学ぶと、それは自分の認識の仕方、考え方のただの「くせ」で、そのくせが現実を歪めてみせているというのです。目からうろこが落ちる思いでした。

　私は自分のくせに「〜病」と名付け、陥ってしまっている状態をなるべく客観的にみられるようにしました。こんなものがありました。

【ゼロか一〇〇か病】

物事を極端に白黒つけたがり、ちょっとした失敗でも取り返しがつかないと思い込んだり、ゼロと同じととらえてしまう。

（例）「今日会えないなら、もう別れた方がいい」


【運命なんだ病】

いきなり悲観的な結論に飛躍してしまう。一度や二度、悪いことが起こっただけなのに、また起こるに違いない、自分はそういう運命なんだと思い込んでしまう。

（例）「前の恋愛もうまくいかなかったから、今回もだめになるに違いない。私は一生誰からも愛されない運命なんだ」


【なんでもマイナス病】

否定的な材料ばかりがみえてしまう眼鏡をかけているように、悪いことにばかりに目がいってしまって、肯定的なこともそのまま評価できない。

（例）「彼が優しくしてくれるのは、私が利用できるからだ」


【私なんかいらない人間病】

まわりの人の感情をネガティブに考えてしまう。

（例）「メールの返事がこないのは、私がいらなくなったんだろう」「私がいるから、まわりを不幸にしている」


【心の読みすぎ病】

ちょっとした態度や言葉から、相手の心を否定的に深読みしてしまう。

（例）「今ため息をついたのは、私を嫌いになったのだろう」


【未来否定病】

まだ起こっていない自分の未来まで否定し、悪い方向に予想してしまう。

（例）「今の仕事に失敗したら、私は一生仕事をもらえず、生活できなくなるだろう」


【アンバランス病】

否定的な面を拡大解釈し、肯定的な面を過小評価する。

（例）仕事がないと「学歴がないからいい仕事につけるわけがない」と思い込み、仕事があったらあったで「今は仕事があるが、どうせすぐに失う」と過小評価する。


【勝手に決めつけ病】

自分が感じていることが、そのまま真実であると決めつけてしまう。

（例）「私が私をだめだと思っているんだから、まわりもだめだと思っているに違いない」

【すべき病】

「〜すべきである」「〜しなければならない」という考えにとらわれる。

(例)「仕事があることは感謝しなければならない」「自分の方が年上なんだから我慢するべきだ」


【自分のせい病】

良くないことが起こったときに、すべて自分のせいにする。

(例)「今日雨が降ったのは、雨女の私が参加したせいだ」「恋人が憂鬱そうにしているのは、私とつきあっているからだ」


この「認知の偏り」が自覚できるようになると、ネガティブなイメージが湧き上がっても、それを事実としてとらえるのではなく、「ああ、また認知の偏りが出てきているな。でもそれはただの偏りだから、だまされないぞ」と、ポジティブに変換できるようになりました。

自分の人生と向き合う（二〇一四～二〇一五）

「書く」ということで、私にとって転機になったことが、もうひとつあります。それは、著書『死にたいままで生きています。』で、自分の半生を文章に書いたということでした。

幼少期の苦しみから、思春期の葛藤、猫との出会いや、自殺未遂……。自分の人生を、丹念にひもとく機会を得たのです。

すると、書く前は、得体のしれない苦しみだとか恐怖だとかの記憶だったのが、「こんなことがあって、だから私はつらかったんだな」とか、「本当は、このとき、こうしてほしかったんだな」と、自分の痛みに寄り添うことができました。

そこで思う存分、悲しんで、傷を叫んで、自分自身が幼い自分を抱きしめる作業……心を弔《とむら》う作業ができた気がします。

「書く」ということが、心に良い影響を与えることは、岡田先生の本にも書かれています。もし機会があれば、自分自身の傷の歴史と向き合い、解きほぐしていくのも、痛みに絆創膏を貼る良いきっかけになるかもしれません。

自分の取り扱い説明書を作る（二〇一四～現在）

最後に私がやったこと。

だんだん、自分のことがわかるようになってきたら、今度は周囲の人に、「私」についてていねいに伝える練習をしていきました。

こころを病んだ当初は、とにかく苦しい、誰かたすけて！　と、底なし沼でおぼれているような状態でした。するとまわりもなんとかしてあげたいんだけど、どうしていいかわからない、何が良くて、何がだめなのかもわからない、と、途方に暮れていたと思います。

そこで、少し落ち着いてきたいまは、自分が把握していることはまわりに伝えて、「こんなふうに手助けしてもらえたらうれしい」と、症状を共有していくようになりました。

自分のことを理解してほしいと思っている人には、一枚の紙を渡します。そこには、「私の症状」「苦手なこと」「しないでほしいこと」「してほしいこと」が書いてあります。たとえば……。

【私の症状】
ストレスがたまると、確認強迫などが出る
自己否定感が強く、被害妄想に陥りやすい
疲れやすく、疲れると不安定になる
人の多い場所などは、パニックが起こる
大きな音や声を聴くと動悸が激しくなる

【苦手なこと】
大人数のいる場所
騒音
大きな声

朝起きること
ため息
メールの返事がこないこと
ひとりの遠出
夜遅くまでのイベント

【しないでほしいこと】
大きな声を出す
ため息を吐く
怒る（私に対してでなくても）

【してほしいこと】
ほめる
抱きしめる

頭をなでる
メールの返事はなるべく早く

まわりもわかればできることがあるし、むやみに腫れ物に触るようなことはせずにすみます。自分自身もまとめているうちに、自分の苦手なことに気づき、避けて生活できるようにもなりました。

こんなふうに「自分の中で開放する」「自分を知る」「自分を癒す」「人に開く」「世界とつながる」「心を分析する」「人生と向き合う」「人に伝える」という段階を経て、私は、自分の生きづらさとつきあえるようになりました。

だけど、こうした方法の前に、何より大切だったのは……。

私自身が、「私は、生きてもいいんだ」と信じられるようになったことです。

私は、ずっと、自分なんて生きていちゃいけないと思いこんでいました。

親から愛情を受け取れなかった私なんて、生きていちゃいけない。

いじめにあった私なんて、生きていちゃいけない、と。

「死にたかった」んじゃなく、自分が、生きることを許してあげられなかったのです。

だけど、本当は生きたかった。

それに気づいてから、世界が逆転するように、生きづらさの鎧が剥がれてきました。

きっと生きづらさを抱える誰もが、自分を縛りつけている何かに気づく——そしてそれがほどける、きっかけがあると思います。もしかしたら、ペットを養おうと思うことだったり、かなえたい夢ができたことだったり、誰かの役に立てたと思えた瞬間だったり。そのきっかけと巡り合えたとき、それまでの方法が生きてくるのだと思います。

その日まで、手探りで、いろんな方法を試してみることができればいいのではないでしょうか。合わないものはやらなくていい。自分らしくアレンジしてもいい。誰かと一緒にやってみてもいい。

回復の方法は、実は無限にあると思うのです。

いつか、生きづらかったからこそ出会えた、かけがえのない自分と巡り合える日まで――。

今日を乗り切り、明日をたぐりよせられたらと、切に思います。

咲セリ

岡田尊司《おかだ・たかし》

1960年、香川県生まれ。精神科医、作家。医学博士。東京大学哲学科中退。京都大学医学部卒。京都大学大学院医学研究科修了。長年、京都医療少年院に勤務した後、岡田クリニック開業。現在、岡田クリニック院長。山形大学客員教授。パーソナリティ障害、発達障害治療の最前線に立ち、臨床医として人々の心の問題に向かい合っている。主な著書に『パーソナリティ障害』（PHP新書）、『脳内汚染』（文春文庫）、『悲しみの子どもたち』（集英社新書）、『発達障害と呼ばないで』、『境界性パーソナリティ障害』（ともに幻冬舎新書）、『愛着障害』、『回避性愛着障害』（ともに光文社新書）、『母という病』、『父という病』（ともにポプラ新書）などベストセラー多数。

咲セリ《さき・せり》

1979年生まれ。思春期の頃から 自傷、自殺念慮、依存に苦しみ、強迫性障害、境界性パーソナリティ障害、双極性障害などを抱える。2004年、不治の病を患う猫と出会い 、「まっすぐに生きている」姿にふれ、一歩を踏み出す。以来、依存や自傷を絶ち、病気を抱えながらでもできる在宅WEBデザインの仕事をする傍ら、講演やテレビ出演を通じ「いらない命なんてない」というメッセージを伝えている。著書に『ちいさなチカラ　あいとセリ』（ゴマブックス）、『フィナーレを迎えるキミへ』（ペットライフ社）、『死にたいままで生きています。』（ポプラ社）など。

ポプラ新書
086
絆の病
境界性パーソナリティ障害の克服
2016年3月1日 第1刷発行

著者
岡田尊司+咲セリ
発行者
奥村 傳
編集
野村浩介
発行所
株式会社 ポプラ社
〒160-8565 東京都新宿区大京町22-1
電話 03-3357-2212(営業) 03-3357-2305(編集)
振替 00140-3-149271
一般書編集局ホームページ http://www.webasta.jp/
ブックデザイン
鈴木成一デザイン室
印刷・製本
図書印刷株式会社

N.D.C.493/198P/18cm ISBN978-4-591-14947-8

母という病

岡田尊司

昨今、母親との関係に苦しんでいる人が増えている。母親との関係は、単に母親一人との関係に終わらない。他のすべての対人関係や恋愛、子育て、うつや依存症などの精神的な問題の要因となる。「母という病」を知って、それに向き合い、克服することが、不幸の根を断ち切り、実り多い人生を手に入れる近道である。

父という病

岡田 尊司

かつて家族にとって絶対的な存在であった父親は、共同体の崩壊とともにその役目を少なくしていった。しかし、父親との葛藤から解放された子どもたちは、母親との密着を強め、精神の安定を得るどころか人間関係の構築に支障を来し始める。父親が果たすべき役割とその変遷、さらに「父親の不在」から、知らぬ間に現代人を蝕む病の正体と救済の道を探る。

ポプラ新書　好評既刊

格付けしあう女たち

「女子カースト」の実態

白河　桃子

「八千円のランチに行けるか、行けないか」で「ママカースト」が決まる⁉　女性の間に生まれる「カースト」の苦しみは、社会的な成功だけでなく「女としての幸せ」というダブルスタンダードで計られることにある。「恋愛・婚活カースト」や「女子大生カースト」、「オフィスカースト」などの「女子カースト」の実態と対処法を探ると共に、そこから見える旧態依然とした会社組織や貧困、シングルマザーなどの日本の課題点に迫る。

下りのなかで上りを生きる

「不可能」の時に「可能」を見つけろ

鎌田 實

右肩上がりの経済のなかで身につけた上り坂を生きる思想はもう古い。日本もゆるやかな下り坂に差し掛かっていると考えた方がいい。人生そのものも下り坂の連続だ。グローバリズムと金融資本主義に翻弄されるな。ニヒリズムの空気に負けるな。下りながら上るちょっとしたコツを覚えればあなたの人生も国のあり方も大きく変わる。岐路に立つ我々が今こそ目指すべき「新しい人間」とは何か?

○に近い△を生きる

「正論」や「正解」にだまされるな

鎌田 實

今の日本に必要なのは「別解力」。たった一つの「正解」に縛られるのではなく幾つもある「別解」の中から○に近い△を見つけていきましょう。会社の中でも、家庭の中でも、地球の中でも、みんながより幸福にあたたかく回転していくために……。ベストセラー医師が意を決して新たな生き方を提案！　人気ノンフィクション作家・石井光太氏との特別対談「絶望と希望の間にある幸福論」を収録。

私が伝えたい日本現代史1934-1960

田原総一朗

1945年の夏、一夜にして世の中が変わった――。小学校5年生の時に終戦を迎えた田原総一朗が自らの体験をもとに「満州事変」「天皇制」「太平洋戦争」「60年安保」などの日本現代史を説く。日本の昭和を生き抜いた国民的ジャーナリストの回顧録ともいえる、現代を読み解くうえで私達が知らなければならない歴史。

ポプラ新書　好評既刊

私が伝えたい日本現代史 1960-2014

田原総一朗

終戦から15年、高度経済成長を迎えた日本は目まぐるしく変わっていく。「沖縄返還」「ロッキード事件」「リクルート事件」、バブル崩壊から未曾有の大不況へ。池田勇人、佐藤栄作、田中角栄、そして、小泉純一郎、安倍晋三――。外交、経済の変換とともに日本をつくった政治家たちの生き様、さらには安倍政権の今後を臨場感溢れる筆致で縦横無尽につづる。

世界史で読み解く現代ニュース

池上彰＋増田ユリヤ

世界史を知っていれば、現代のニュースが理解できる。現代のニュースからさかのぼれば、世界史が興味深く学べる。第一弾の本書では、中国の海洋進出の野望のルーツを中国の「大航海時代」に求め、中東に現在も影響を与え続けているオスマン帝国からイスラム紛争を読み解いてゆく。

生きるとは共に未来を語ること　共に希望を語ること

昭和二十二年、ポプラ社は、戦後の荒廃した東京の焼け跡を目のあたりにし、次の世代の日本を創るべき子どもたちが、ポプラ（白楊）の樹のように、まっすぐにすくすくと成長することを願って、児童図書専門出版社として創業いたしました。

創業以来、すでに六十六年の歳月が経ち、何人たりとも予測できない不透明な世界が出現してしまいました。

この未曾有の混迷と閉塞感におおいつくされた日本の現状を鑑みるにつけ、私どもは出版人としていかなる国家像、いかなる日本人像、そしてグローバル化しボーダレス化した世界的状況の裡で、いかなる人類像を創造しなければならないかという、大命題に応えるべく、強靭な志をもち、共に未来を語り共に希望を語りあえる状況を創ることこそ、私どもに課せられた最大の使命だと考えます。

ポプラ社は創業の原点にもどり、人々がすこやかにすくすくと、生きる喜びを感じられる世界を実現させることに希いと祈りをこめて、ここにポプラ新書を創刊するものです。

未来への挑戦！

平成二十五年　九月吉日　　株式会社ポプラ社